药师处方审核培训系列教材（案例版）

免疫抑制剂类药物审方要点

广东省药学会　组织编写

总 主 审　郑志华（广东省药学会副理事长兼秘书长）

　　　　　魏　理（广东省药学会药物治疗学专委会副主任委员）

总 主 编　吴新荣（广东省药学会药物治疗学专委会名誉主任委员）

　　　　　王若伦（广东省药学会药物治疗学专委会主任委员）

副总主编　刘　韬（广东省药学会药物治疗学专委会副主任委员）

　　　　　王景浩（广东省药学会药物治疗学专委会副主任委员）

　　　　　郑锦坤（广东省药学会药物治疗管理专家委员会副主任委员）

主 　 编　李亦蕾（南方医科大学南方医院）

　　　　　郑　萍（南方医科大学南方医院）

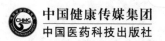

中国健康传媒集团

中国医药科技出版社

内 容 提 要

本书是"药师处方审核培训系列教材（案例版）"之一，系以免疫抑制剂治疗相关临床指南、诊疗规范与专家共识及处方审核相关法律法规为依据编写。全书包括免疫抑制剂审方依据，免疫抑制剂药物基本概述和特点、基本分类，处方审核要点及习题集等内容。重点对含免疫抑制剂类药物的处方审核进行了说明。同时书中设置大量处方实例并附详细解析，将理论与实践相结合，对药师日常处方审核工作具有重要的参考价值，可快速提升药师的审方能力和技巧。本书可供医疗机构、药店药师使用。

图书在版编目（CIP）数据

免疫抑制剂类药物审方要点 / 李亦蕾，郑萍主编 .
北京：中国医药科技出版社，2024. 12. --（药师处方审核培训系列教材：案例版）. -- ISBN 978-7-5214
-4888-7

Ⅰ. R979.5

中国国家版本馆 CIP 数据核字第 2024RT6494 号

美术编辑　陈君杞
版式设计　友全图文

出版　**中国健康传媒集团**｜中国医药科技出版社
地址　北京市海淀区文慧园北路甲 22 号
邮编　100082
电话　发行：010-62227427　邮购：010-62236938
网址　www.cmstp.com
规格　710×1000mm $^1/_{16}$
印张　12
字数　199 千字
版次　2024 年 12 月第 1 版
印次　2024 年 12 月第 1 次印刷
印刷　大厂回族自治县彩虹印刷有限公司
经销　全国各地新华书店
书号　ISBN 978-7-5214-4888-7
定价　**45.00 元**

获取新书信息、投稿、为图书纠错，请扫码联系我们。

编 委 会

写给读者的话

亲爱的读者们：

在这个医疗健康领域发展日新月异的时代，我们自豪地呈献给您——《药师处方审核培训系列教材（案例版）》；它既是广大药师对自身角色定位和转变的深刻理解，更是药学服务与实践经验的无私分享。

随着"健康中国"战略的深入推进，医疗卫生服务体系正经历着一场深刻的变革。药师，已从传统的调剂小角色，转向以患者为中心、提供全方位药学服务的新身份，成为人民大众安全、合理用药的重要守护者。

2018年，国家卫生健康委员会办公厅等联合发布的《医疗机构处方审核规范》，将广大医院药师确定为处方审核工作第一责任人，赋予了我们新的使命。这不仅是对药师专业地位的认可，也对药师服务水平提出了更高要求。

在这样的大背景下，广东省药学会及时顺应国家政策导向，满足药师同仁的迫切需求，率先在全国开展"处方审核能力"培训工作。自2018年7月开办全国第一个"审方培训班"起，我们先后组织了由资深药师组成的师资团队、出版了标准的"培训教材"、构建了系统的处方审核培训体系，在全省乃至全国范围内，开展了全方位、多模式处方审核培训。同时，为了满足基层特别是边远地区广大药师的审方培训需求，我们还开辟了线上培训渠道。截至2024年8月，已为全国各省市培训了超过20000名合格的审方药师，约占我国医院药师总人数的4%。基于我们审方培训项目的规范性、实用性，培训效果得到业界充分认可，深受广大药师欢迎，被亲切称为"广式审方培训"。经过培训的药师成为各地、各单位的审方骨干乃至培训老师。

为了规范和引领处方审核培训项目的深入开展，广东省药学会相继发布了《广东省药师处方审核能力培训标准》《处方审核标准索引》（2023年更新），并出版了国内首部审方教材《药师处方审核培训教材》以及配套的《临床处方审核案例详解丛书》。

在历时5年2个月、累计45期线下审方班以及药师自发的线上学习教学实践中，我们的培训专家们收集了大量宝贵的问题处方案例，这些案例对于提升审方药师的处方分析能力和技能具有重要的参考价值。因此，广东省药学会组织了各大医院的专业团队，在处方审核理论丛书的基础上，结合丰富的实战经验，增加了更多、更有代表性的典型案例分析和练习试题，共同编写了这套《药师处方审核培训系列教材（案例版）》。

本套教材可以当作《药师处方审核培训系列教材》的延伸学习材料，内容广泛而全面，实用性强。它不仅介绍了药师审方工作所涉及的法律、法规，审方药师的职责、规范的操作流程，审方所需的检索工具；还概述了各类系统疾病的药物使用原则、不同给药途径、不同应用类别药物的药理、药效学理论；更重要的是，陈述了案例的客观资料，总结了案例特征，并以药品说明书为基础，结合相关"指南"或"专家共识"，全面系统地分析了处方中药物使用的合理性及存在的问题。并列举了各类具有代表性的处方审核真实案例，对案例进行了问题提出、处方分析、干预建议的首创"三步式案例教学"，力求做到科学、规范、实用，真正做到给读者"授人以渔"的师者用心。

书中还提供了大量练习题，并附上答案。通过学习，能够使一线药师得到现场培训的效果，从而更有针对性地提升了药师独立学习、分析问题以及解决问题的思维和实战技能，使他们成为审方骨干。这种理论和案例充分结合的编写模式，也是本丛书的一大特色。

习题集中的不少案例来源于参加国内和广东省内举办的各期审方药师培训班的优秀学员在作业练习中提交的真实案例，具有很高的实用参考价值。在此，我们对所有贡献智慧和经验的学员表示衷心的感谢！

此外，本书也可作为临床药师、临床医师（特别是基层医疗机构年轻的医务人员）、护士、临床药学专业学生的宝贵参考资料。

我们深知，基于医药科技的迅猛发展和编者的知识、能力所限，本丛书所述的案例及机制分析可能存在滞后情况，有些案例的分析和干预建议可能存在一定程度的主观性和局限性。在此，恳请医药学界的专家和广大读者不吝赐教，提出宝贵的批评和指正，以便我们在再版修订时改进、完善。

最后，感谢您选择《药师处方审核培训系列教材（案例版）》。我们承诺，将继续致力于提供高质量的药学教育资源，以支持药师队伍的成长和药学服务水平的提升。

总编组

前　言

　　免疫抑制剂是对机体的免疫反应具有抑制作用的一类药物，能通过抑制与免疫反应有关免疫细胞的增殖和功能，从而降低局灶性或全身性免疫反应。在临床处方中，免疫抑制剂类药物多用于器官移植抗排异反应、自身免疫系统疾病、炎症性肠病、皮肤真菌病以及慢性肾炎等疾病的治疗，对应多种类别的适应证，在治疗多种独立或合并涉及临床免疫疾病的患者中有着不可替代的作用。但对于含有免疫抑制剂类药品处方的合理性仍存在诸如超适应证以及用法用量不合理等问题。尤其在儿童等特殊人群患者中，有回顾性研究表明，涉及免疫抑制剂的处方不合理率超过4%。免疫抑制剂类药物在全身用药中存在一定的不良反应，且不良反应随着免疫抑制剂分类的不同存在较大的区别，临床表现较为复杂，因此，不合理使用免疫抑制剂有产生严重不良反应的风险，从而危害患者的生命健康。同时，部分免疫抑制剂类药物与其他在同一张处方上的合并用药，如他汀类降脂药物、质子泵抑制剂、抗分枝杆菌类药物以及中成药等具有明确的药物相互作用，需要药师在实际处方审核中能够发现、指出问题并给出合理的药物调整建议，促进临床合理使用免疫抑制剂，保障患者的用药安全。

　　《免疫抑制剂类药物审方要点》汇集南方医科大学南方医院长期从事含有免疫抑制剂类药物处方及医嘱审核的药学专家，基于合理、安全使用免疫抑制剂的原则，根据不同免疫抑制剂类药物特点，从实践出发，围绕各类免疫抑制剂处方审核中常见、易忽视的问题进行调研与撰写。本书主要内容包括免疫抑制剂的基本概述、分类、药理机制与处方审核要点，根据不同类别药物进行分类阐释，以案例的形式帮助广大药师更加方便快捷地理解和掌握免疫抑制剂类药物处方审核工作，同时也为涉及开具含有免疫抑制剂类药物处方的青年医师提供一定的用药参考，更好地保障合理用药与安全用药。

免疫抑制剂类药物在处方中配伍多样、复杂，涉及患者合并用药种类繁多，我们期望能够尽可能收纳最新的明确证实的临床证据，力求囊括可能涉及的各种知识点，使得本书更加贴近实践工作，以满足审方药师在实际工作中的切实需求。

编　者

2024年3月

目 录

绪 论

免疫抑制剂类药物对机体的免疫反应具有抑制作用，能抑制与免疫反应有关细胞（T细胞和B细胞等巨噬细胞）的增殖和功能，能降低抗体免疫反应。免疫抑制剂主要用于器官移植抗排斥反应和自身免疫病如类风湿关节炎、红斑狼疮、皮肤真菌病、膜性肾小球肾炎、炎性肠病和自身免疫性溶血贫血等。

免疫抑制剂具有不同的分类方式。根据药物基本药理学性质，常用的免疫抑制剂主要有六类：糖皮质激素类，如可的松和强的松；钙调磷酸酶抑制剂及mTOR抑制剂，如环孢素、西罗莫司等；抗细胞增殖类药物，如硫唑嘌呤、麦考玛替酚酸酯等；烷化剂与抗叶酸类药物，如甲氨蝶呤、环磷酰胺；免疫调节关键靶蛋白单克隆抗体类（生物制剂类），如立普妥单抗、英夫利西单抗等；中药类及其他免疫抑制剂，如羟氯喹、雷公藤多苷、昆仙胶囊等。根据合成方法，免疫抑制剂大致可分为微生物酵解产物，如环孢素、他克莫司、雷帕霉素等；完全有机合成物，大部分来源于抗肿瘤物，主要有烷化剂和抗代谢药两大类，包括激素类（肾上腺皮质激素、糖皮质激素）、硫唑嘌呤、甲氨蝶呤等；半合成化合物，如RS61443等；生物制剂，如antithymocyte globulin（ATG）、antilymphocyte globulin（ALG）等。根据其发展状况，免疫抑制剂大致可分为第一代免疫抑制剂，包括肾上腺皮质激素和糖皮质激素等，药品有强的松和甲基强的松龙、雷公藤多苷片、硫唑嘌呤、抗淋巴细胞球蛋白即抗淋巴细胞免疫球蛋白（ALG），主要作用为溶解免疫活性细胞，阻断细胞的分化，其特点为非特异性，为广泛的免疫抑制剂，ALG对骨髓没有抑制作用。其主要副作用是可引起代谢紊乱、高血糖、高血脂、高血压。目前在临床应用中的倾向是尽可能减少其用量或停用，但移植界对此尚有争论。第二代免疫抑制剂以环孢素（环孢菌素、环孢菌素A）和他克莫司为代表，为细胞因子合成抑制剂，主要作用是阻断免疫活性细胞的白细胞介素2（IL-2）的效应环节，干扰细胞活化，其以淋巴细胞为主而具有相对特异性，它们主要的副作用是具有肾毒性。第三代免疫抑制剂以雷帕霉素、吗替麦考酚酯（mycophenolate mofetil，MMF，又称霉酚酸酯）为代表，对PI3K相关信号通路进行抑制，从而抑制免疫细胞增殖和扩增，与第二代免疫抑制剂有协同作用。第四代免疫抑制剂以抗IL-2受体单克隆抗体等为代表，主要为生物制剂，通过改变细胞因子发挥免疫抑制药理学作用。本书在撰写中，考虑到免疫抑制剂在临床使用的广泛性与复杂性，采用根据药物基本性质的分类方式将免疫抑制剂进行分类，在该分类方法下将同类免疫抑制剂的药理作用、适应证等进行归纳与总结，便于药师快速查阅与学习。

免疫抑制剂的最主要临床应用是免疫抑制治疗。免疫抑制治疗是指利用免疫学原理，针对疾病的发生机制，人为地干预或降低机体的免疫功能，达到治疗疾病目的所采取的措施，是目前应用于自身免疫性疾病、器官移植等治疗的重要手段。免疫抑制剂类药物能通过抑制机体免疫功能治疗由免疫功能紊乱引起的疾病。对于不同疾病以及同一种疾病的不同阶段中，临床治疗时，免疫抑制剂选用的品种以及用法用量可能需要进行针对患者实际情况的个体化调整，这为审方药师参与免疫抑制剂临床合理应用与免疫抑制剂类药物的药学综合评价与管理提供了广阔的发展空间，临床免疫药学也随之产生。临床免疫药学是结合免疫抑制药物的用药特点，构建自身免疫性疾病、器官移植等临床使用免疫抑制剂领域中药师工作的知识体系，以为患者提供高质量全程化药物治疗管理服务（medication therapy management，MTM）的学科。由于机体的免疫系统功能与人类健康密切相关，涉及多种疾病。在免疫系统免疫防御、免疫自稳、免疫监视的三大功能中，免疫抑制剂对机体的免疫反应具有抑制作用，能抑制与免疫反应有关的细胞增殖及功能，进而降低机体的免疫应答，减少免疫异常引起的组织损伤，临床上主要用于器官移植后产生的排异反应和自身免疫性疾病的治疗。然而，多数免疫抑制剂对机体免疫系统的作用缺乏特异性和选择性，表现为既可抑制免疫病理反应，又可干扰正常的免疫应答，出现如感染、肿瘤、致畸、骨髓抑制等不良反应。因此，掌握临床免疫药学相关知识，以及免疫抑制剂类具体药物在不同疾病中的临床个体化药学监测与调整的方法，是药师提供免疫药学综合管理的基础。

机体免疫系统的病理生理变化涉及多种疾病，目前对相关疾病的认识仍存在一定的局限性，而临床合理使用免疫抑制剂是临床免疫安全用药的基础和重要内容。因此，为了能更科学合理地应用免疫抑制剂，在临床用药过程中需综合考虑患者的病理生理情况、结合药物特点进行药物治疗管理，本书通过系统梳理免疫抑制剂类常用药物的药理学以及药物治疗学基础知识，对含有免疫抑制剂类药物处方审核中常见问题进行分类、总结，并以临床实践案例进行分析与点评，阐述免疫抑制剂类药物处方审核要点，以期为含有免疫抑制剂类药物处方审核提供思路与方法，为进一步提高药师针对免疫抑制剂类药物的处方审核能力奠定基础。

第一章 免疫抑制剂类药物处方审核依据

一、免疫抑制剂处方审核相关法律法规

处方审核（prescription review）在临床合理用药及安全用药中具有重要的作用，是医疗机构药师发挥药学专业技术能力的重要途径。免疫抑制剂作为临床免疫抑制治疗中最为重要的药物，在临床的日常应用中，仍不可避免的出现医嘱或处方不合理或不适宜的情况。因此，提高免疫抑制剂处方审核水平，规范临床免疫抑制剂类药物合理使用，对患者提高临床收益，减少药源性不良事件风险等，具有重要的意义。

2007年发布的《处方管理办法》中将处方定义为注册的执业医师和执业助理医师在诊疗活动中为患者开具的、由取得药学专业技术职务任职资格的药学专业技术人员审核、调配、核对，并作为患者用药凭证的医疗文书，包括医疗机构病区用药医嘱单。在《中华人民共和国药品管理法》中也明确指出，"依法经过资格认定的药师或者其他药学技术人员调配处方，应当进行核对，对处方所列药品不得擅自更改或者代用。对有配伍禁忌或者超剂量的处方，应当拒绝调配；必要时，经处方医师更正或者重新签字，方可调配"。2018年发布的《医疗机构处方审核规范》中更是明确指出，"药师是处方审核工作的第一责任人"，所有处方均应当经审核通过后方可进入划价收费和调配环节，未经审核通过的处方不得进行收费和调配。该规范明确，"经药师审核后，认为存在用药不适宜时，应当告知处方医师，建议其修改或者重新开具处方；药师发现不合理用药，处方医师不同意修改时，药师应当作好记录并纳入处方点评；药师发现严重不合理用药或者用药错误时，应当拒绝调配，及时告知处方医师并记录，按照有关规定报告"。

《中华人民共和国药品管理法》规范了药师进行处方审核的职责权限，《处方管理办法》明确了医师开具处方和药师调剂处方应当遵循的原则与依据，明确了处方开具的时效性与门急诊处方等特殊处方的疗程。此外，《处方管理办法》还明确了药学专业技术人员进行处方调配、审核的流程以及常规要点。《医疗机构处方审核规范》指出，药师进行处方审核常用临床用药依据包括了国家药品管理相关法律法规和规范性文件，临床诊疗规范、指南，临

床路径，药品说明书，国家处方集等，并指出药师接收待审核处方后需对处方进行合法性、规范性以及适宜性进行审核。简而言之，对于含免疫抑制剂类药物的处方审核过程中主要依据的法律法规包括《中华人民共和国药品管理法》《中华人民共和国药品管理法实施条例》《处方管理办法》《医院处方点评管理规范（试行）》《医疗机构药事管理规定》以及《医疗机构处方审核规范》。遵照以上法规文件，合法合规行使处方审核权力，保障患者健康，是每一名药师应当担当的责任。

二、免疫抑制剂治疗相关临床指南、诊疗规范与专家共识

免疫抑制剂作为临床常用的一类调节免疫功能的药物，主要包括糖皮质激素、钙调磷酸酶抑制剂与mTOR抑制剂、抗细胞增殖类药物、烷化剂与抗叶酸类药物、生物制剂以及中药及中药来源的免疫抑制剂。由于这些药物在临床使用中涉及的疾病较为繁杂，并且包含免疫抑制剂类药物临床应用的临床指南和诊疗规范较为繁多且病种分散，因此，本书主要以器官、骨髓与造血干细胞移植患者、自身免疫疾病患者、肾脏疾病患者为例，介绍含免疫抑制剂类药物处方审核的要点、临床指南、诊疗规范与专家共识。

根据广东省药学会处方审核标准索引（2019年版）所罗列，涉及免疫抑制剂处方审核主要的指南、共识及规范性文件如下：

糖皮质激素类药物临床应用指导原则（卫生部2011年发布）

规范外用糖皮质激素类药物专家共识（中国中西医结合学会皮肤性病专业委员会环境与职业性皮肤病学组2015年发布）

糖皮质激素在疼痛微创介入治疗中的应用——中国专家共识（中华医学会疼痛学分会微创介入镇痛学组2017年6月发布）

肾上腺糖皮质激素围手术期应用专家共识2017版（临床麻醉杂志，主编：中华医学会麻醉学分会；2017-07）

《Corticosteroid therapy for sepsis：a clinical practice guideline（2018 BMJ）》

糖皮质激素在儿童风湿病中应用专家共识（上/下）（中华儿科杂志，主编：中华医学会儿科学分会儿童用药委员会，中华医学会儿科学分会免疫学组，《中华儿科杂志》编辑委员会；2018-03-04）

妊娠期炎症性肠病的处理——多伦多共识意见（2015）解读（中华胃肠内

镜电子杂志，主编：张修礼，令狐恩强，刘庆森；2016-02）

风湿免疫疾病（类风湿关节炎、系统性红斑狼疮）超药品说明书用药专家共识（广东省药学会2014年8月发布）

风湿免疫疾病超药品说明书用药专家共识（之三）——强直性脊柱炎（广东省药学会2016年12月发布）

涉及本书所涉及疾病的国内外主要诊疗指南罗列如下：

Kidney Disease：Improving Global Outcomes（KDIGO）Transplant Work Group. KDIGO clinical practice guidline for the care of kidney transplant recipients.（Am J Transplant，2009）

中国肾移植受者免疫抑制治疗指南（2016版）（中国医师协会器官移植医师分会，2016-09-01）

中国肝癌肝移植临床实践指南（2021版）（中国医师协会器官移植医师分会，2022-04-20）

2021 American College of Rheumatology Guideline for the Treatment of Rheumatoid Arthritis（Arthritis & Rheumatology，2021-06-08）

2018中国类风湿关节炎诊疗指南（中华医学会风湿病学分会，2018-04-01）

KDIGO 2023 Clinical Practice Guideline for the Management of Lupus Nephritis（KDIGO，2024-01-03）

2020中国系统性红斑狼疮诊疗指南（中华医学会风湿病学分会，2020-03-01）

除此之外，由于涉及使用免疫抑制剂进行免疫抑制治疗的相关临床指南与规范包罗万象，涉及病种较多且针对不同人群细化的专家共识更为丰富多样，因此，在实际涉及免疫抑制剂的处方审核工作中，不局限于以上指南与专家共识，药师可针对具体疾病诊断以及患者的情况进行相关指南、规范与专家共识的查阅与学习。需要注意的是，不同的临床指南或专家共识可能对于同一种疾病的临床诊疗过程中免疫抑制剂的使用推荐具有差异，需根据临床实际情况，具体问题具体分析。

三、免疫抑制剂处方审核基本原则

免疫抑制剂处方审核的基本原则有以下几个方面。

1.含免疫抑制剂类药物处方适应证不适宜的情况　免疫抑制剂类药物由于具有特殊的药理学活性，并且在临床应用广泛，因此，容易被临床医生忽视其临床处方中的适应证适宜性。对于处方药品与临床诊断不符的情况，应及时与临床医生进行沟通，确认用药的适宜性。尽管在临床实践中存在说明书更新的滞后性，很多免疫抑制剂类药物在使用中存在超说明书用药的情况，但对于处方审核药师来说，应严格把握超说明书用药的依据，根据循证证据等级来判定其适宜性。

2022年颁布的《中华人民共和国医师法》中对医师在特定场景下的超适应证用药提出了保护，原文为"在尚无有效或者更好治疗手段等特殊情况下，医师取得患者明确知情同意后，可以采用药品说明书中未明确但具有循证医学证据的药品用法实施治疗。医疗机构应当建立管理制度，对医师处方、用药医嘱的适宜性进行审核，严格规范医师用药行为。"因此明确了合理超说明书用药具有4个前提条件，即药品具有循证医学证据，没有其他更安全有效、经济合理的治疗手段，患者知情同意并且在相关医疗机构建立了管理机制，以上4条缺一不可。因此，药师在审方过程中，也应按以上前提条件对超适应证用药的处方进行把握、审核与点评。

除此之外，糖皮质激素类药物以及白芍总苷、雷公藤多苷等中药类药物作为免疫抑制剂使用时容易出现滥用的情况，应严格把控处方中罗列的临床诊断与药品说明书适应证之间的适宜性。特别对于糖皮质激素，需明确在常规用作解热药以降低体温、用于预防输液反应、用于一般性慢性疾病以及局部用药滥用等情况下，均属于适应证不适宜。

2.在明确适应证适宜的前提下，考察遴选药品的适宜性　常见的遴选药品不适宜的情况包括：药品适应证适宜，但特殊人群禁用或慎用；药品选择与患者性别、年龄不符；以及未根据不同疾病和不同免疫抑制剂的特点正确选用免疫抑制剂的情况。另外，在遴选药品适宜性的审核中，还需关注是否存在含有相同主要成分的复方制剂联用以及药理作用相同的药物重复使用的情况，特别是对于局部给药时外用糖皮质激素类药物。

尽管临床诊断与药品说明书适应证相一致，对于儿童、妊娠期妇女以及哺乳期妇女，在长期使用中应该更严格掌握适应证以及选用治疗方法的最佳性。对于以上特殊人群，更应该密切观察不良反应，以避免或降低免疫抑制剂对特殊人群的影响。特别是对于糖皮质激素、环磷酰胺、甲氨蝶呤、钙调磷酸酶抑制剂、羟氯喹等免疫抑制剂，也需要明确其对于儿童、妊娠期妇女以及哺乳期妇女的使用适宜性，结合临床实际，评估用药的安全性及可能引起的药源性不良反应。此外，需明确选用的免疫抑制剂与患者自身基础疾病之间是否存在一定的禁忌或避免使用的情况。以糖皮质激素用于免疫抑制治疗为例，存在以下疾病史的不可使用糖皮质激素：对糖皮质激素类药物过敏；严重精神病史；癫痫；活动性消化性溃疡；新近胃肠吻合术后；骨折；创伤修复期；单纯疱疹性角结膜炎及溃疡性角膜炎、角膜溃疡；严重高血压；严重糖尿病；未能控制的感染（如水痘、真菌感染）；活动性肺结核；较严重的骨质疏松；妊娠初期及产褥期；寻常型银屑病。但是，若必须用糖皮质激素类药物才能控制疾病，挽救患者生命时，如果合并上述情况，可在积极治疗原发疾病、严密监测上述病情变化的同时，慎重使用糖皮质激素类药物。需慎重使用糖皮质激素的情况是：库欣综合征、动脉粥样硬化、肠道疾病或慢性营养不良的患者及近期手术后的患者慎用。急性心力衰竭、糖尿病、有精神病倾向、青光眼、高脂蛋白血症、高血压、重症肌无力、严重骨质疏松、消化性溃疡病、妊娠及哺乳期妇女应慎用，感染性疾病必须与有效的抗菌药合用，病毒性感染患者慎用；儿童也应慎用。最后，糖皮质激素，分为短效、中效与长效三类药物，应根据疾病诊断与病情水平合理选择适宜的药物。

　　3.考察用法用量的适宜性，包括药品剂型与给药途径的适宜性　例如在临床中经常出现的使用糖皮质激素类药物的注射剂型用于喷化吸入的情况，应向临床医生反馈，选择吸入性制剂进行相应治疗。另外，根据疾病不同及发病部位的不同，亦需把握全身用药与局部用药的适宜性。不仅如此，对于糖皮质激素类免疫抑制剂需注意在不同疾病的免疫抑制治疗中的用法用量以及疗程长短，特别是大剂量冲击治疗中，疗程一般不超过3天。而对于环磷酰胺、甲氨蝶呤等具有细胞毒性的药物，需严格按照说明书剂量，以公斤体重或体表面积进行计算。最后，处方审核药师还需关注免疫抑制剂给药频次以及给药时间的正确性，长效制剂不宜每日多次给药，糖皮质激素为了降低其对肾上腺皮质激素神经-内分泌轴的不良影响，一般建议早晨1次给药或隔日早晨1次给药，常规给药时间为8时。

　　需要注意的是，钙调磷酸酶抑制剂，如环孢素、他克莫司；mTOR抑制剂，如西罗莫司；抗细胞增殖类药物，如吗替麦考酚酯制剂；抗叶酸代谢药物，如甲氨蝶呤；以及TNF抑制剂类生物药，如英夫利昔单抗与阿达木单抗，均有外周血浓度治疗药物监测的临床应用指征。在临床使用过程中，需要跟据血药浓度的变化进行剂量的调整。特别是对于钙调磷酸酶抑制剂以及mTOR抑制剂，常用于器官与造血干细胞移植后受体的抗排斥反应或抗宿主病的预防与治疗，在多药联用的治疗方案中常存在复杂而多样的药物相互作用。因此，对于此类药物的用法用量适宜性需进一步结合治疗药物监测以及合并用药的药物相互作用来综合判定。

而剂型与给药途径的适宜性主要在于免疫抑制剂在临床免疫抑制治疗中是否需要全身给药，如临床指南或规范明确可针对局部进行治疗，且有局部用药剂型的前提下，应优选局部给药的制剂，以降低出现全身性不良反应的发生概率。需要注意的是，糖皮质激素用于雾化吸入，需使用专门的吸入混悬液或其他吸入制剂，不得用注射剂型进行雾化吸入。此外，对于生物制剂，可静脉注射用制剂与可皮下注射用制剂往往存在较大区别，如乌司奴单抗的静脉注射剂型与皮下注射剂型。

在用法用量不适宜的判定中还包括了溶媒选择的适宜性。由于免疫抑制剂需要考虑溶媒适宜性的情况相对较少，因此将溶媒选择的适宜性与其他用法用量不适宜的情况区分评价。对于免疫抑制剂的溶媒选择不适宜情况，常见于注射用糖皮质激素、生物类制剂、环磷酰胺、甲氨蝶呤等，其中以地塞米松的注射剂型的溶媒选择不适宜最为常见。在临床应用中，地塞米松不得与20%甘露醇注射液进行合并配制。

4.重点关注免疫抑制处方中药物相互作用及不合理联合用药 大部分免疫抑制剂在处方中均存在联合用药的情况，因此，需要掌握含有免疫抑制剂类药物处方中联合用药的适宜性以及常见的配伍禁忌。比如，当处方中有糖皮质激素长期用药情况并同时使用非甾体抗炎药时，需审核患者是否有预防两者合用易产生消化道溃疡的可能。当处方中存在钙调磷酸酶抑制剂以及mTOR抑制剂时，注意此类免疫抑制剂需要通过血药浓度监测进行剂量调整，特别需要注射联合用药是否存在药物相互作用，如与抗真菌类药物以及他汀类药物联用的情况，应根据实际情况及治疗药物监测结果进行剂量的调整。此外，还需注意患者基础疾病以及肝肾功能情况对处方中免疫抑制剂药动学的影响，应根据相关患者病理生理指标调整相应药物的治疗剂量。

第二章 免疫抑制剂类药物基本概述和特点

第一节 免疫抑制治疗概述

一、概述

免疫抑制剂类药物根据治疗疾病的不同，在临床免疫抑制治疗的基本原则也存在一定的差异性。总的来说，免疫抑制剂的用药原则如下。

（1）联合用药 在使用免疫诱导剂类药物，如糖皮质激素，其作用是对机体产生免疫耐受，多和其他药物综合使用，使副作用降低。

（2）根据个人耐受程度选择用药 术后服用口服如环孢素、他克莫司、西罗莫司、吗替麦考酚酯等药物时应注意，环孢素、他克莫司、西罗莫司对肾脏的副作用较大，需根据个体耐受程度，把握用药的平衡。

（3）终身服药 需监测相关指标，钙调磷酸酶抑制剂、mTOR抑制剂与霉酚酸类药物需要通过血药浓度检测来调整给药剂量；由于霉酚酸类药物副作用小，基本可以终身使用。

细胞毒类免疫抑制剂，主要是通过抑制细胞代谢途径，或者杀灭增殖细胞，而发挥强大的抗免疫抑制以及抗肿瘤的作用。其应用的原则是根据患者具体病情，选择个体化的治疗方案，不能擅自使用。还要注意药物的不良反应，定期复查相关的指标，一定要在专业医生的指导下合理的应用。近年来，细胞毒类药物在风湿免疫科的应用非常广泛，免疫抑制剂的治疗可使病情减轻，而且也能够延缓病情进展。常用药物有环磷酰胺、硫唑嘌呤、甲氨蝶呤、霉酚酸酯、羟氯喹、来氟米特等。

由于免疫抑制剂在免疫抑制治疗中针对不同的疾病情况，其临床常用药物及用药原则存在一定的差异性，而免疫抑制治疗在临床实践中的类型较为繁杂。为了更好地帮助审方药师理解和认识免疫抑制剂的临床应用，在本部分将根据临床常见性，分别对实体器官或造血干细胞移植患者、自身免疫疾病以及肾脏疾病患者的免疫抑制治疗进行概述。

二、实体器官或造血干细胞移植患者的免疫抑制治疗

患者行实体器官或造血干细胞移植后，最常出现急性排斥反应。机体的器官排斥反应是一个多步骤的过程，包括同种异体抗原识别、淋巴细胞激活、克隆扩增和移植物炎症。因此，需要使用免疫抑剂类药物进行针对排斥反应的免疫抑制预防与治疗，使患者在移植后获得最大的临床收益。

1.肝移植与肾移植

（1）移植后免疫抑制治疗　在肝移植后早期，大多数移植中心使用2种或3种免疫抑制剂类药物来预防同种异体移植排斥反应。该方案通常包括以下药物的联合治疗：糖皮质激素，如泼尼松；钙调磷酸酶抑制剂（CNI），如环孢素或他克莫司；以及第3种药物，如吗替麦考酚酯（MMF）。

一旦患者获得充分肝功能且无排斥反应达6个月，通常即可采用单一药物继续免疫抑制治疗，一般使用CNI。过了肝移植术后早期，一些移植中心会使用西罗莫司或依维莫司替代CNI治疗某些患者。而对于急性或慢性排斥反应风险增加的患者，可继续使用MMF。

对于肾移植患者，最佳维持性免疫抑制治疗尚未确立。各种联合治疗方案中可使用的主要免疫抑制剂包括糖皮质激素（主要为口服泼尼松）、硫唑嘌呤、MMF、肠溶麦考酚钠（EC-MPS）、环孢素、他克莫司、依维莫司、雷帕霉素（西罗莫司）等。常规维持方案为作用机制不同的免疫抑制剂组合，这种策略可使总体效果最大化，同时将每种药物相关的并发症率和死亡率降至最低。此类方案在不同的患者、移植中心和不同地区可能有所不同。目前，大部分的移植中心在肾移植后免疫抑制治疗采用三联疗法，即一种钙调磷酸酶抑制剂（环孢素或他克莫司），一种抗代谢药物（硫唑嘌呤、MMF或EC-MPS）以及一种糖皮质激素（如泼尼松）。KDIGO肾移植临床实践指南推荐的三联免疫治疗方案以及多项随机对照试验和meta分析结果，这些研究表明三联免疫抑制治疗可使移植物1年存活率＞90%，急性排斥反应发生率＜20%。

部分临床指南在实体器官移植的免疫抑制治疗中不常规推荐使用mTOR抑制剂或西普类免疫抑制剂作为初始维持免疫抑制方案的一部分。然而，在因药物不良反应而不能继续使用钙调磷酸酶抑制剂或移植后新发恶性肿瘤或其他不依从治疗的情况下，推荐使用mTOR抑制剂作为钙调磷酸酶抑制剂的

替代治疗药物。

对于急性移植物排斥风险较高的患者，推荐三联免疫抑制治疗维持方案，包括一种钙调磷酸酶抑制剂（他克莫司）、一种抗代谢药（麦考酚酸）和泼尼松，而不是使用含一种钙调磷酸酶抑制剂和一种非抗代谢药（如mTOR抑制剂）的方案，因为研究表明包括麦考酚酸的三联方案相比于包括mTOR抑制剂的三联方案对患者有益。此外，mTOR抑制剂在移植后早期会引起并发症，限制了其用于初始维持治疗，这些并发症包括移植物功能延迟恢复、伤口愈合较差以及淋巴囊肿的发生率增加。不过，一些移植中心仍将mTOR抑制剂作为三联治疗方案的一部分，多用于代替钙调磷酸酶抑制剂或抗代谢药，或在不使用抗代谢药时与低剂量钙调磷酸酶抑制剂联用。对于钙调磷酸酶抑制剂的选择，他克莫司的应用更广泛，因为其急性排斥反应发生率更低且总体花费相近。这与2009年KDIGO指南相一致。此外，尽管使用他克莫司时移植后新发糖尿病（NODAT）的发生率较高，但患者对他克莫司的耐受性和接受度比环孢素更好。与环孢素不同，他克莫司不会降低麦考酚酸的浓度，所以使用他克莫司时需要相对较低的麦考酚酸剂量。但对于存在或容易发生他克莫司相关毒性的患者可使用环孢素。对于这些罕见病例，也可将贝拉西普或mTOR抑制剂作为替代免疫抑制剂，但目前尚未对此进行明确研究。

（2）审方要点 使用钙调磷酸酶抑制剂时需关注与其他药物的相互作用，对于持续使用他克莫司或环孢素的患者，必须考虑的问题是一些药物会干扰其代谢，从而可能引起药物过量或剂量不足，前者会使肾功能恶化，后者会使排斥反应的发生率升高。

一些药物会增加他克莫司和环孢素的血药浓度，简要总结如下：钙通道阻滞剂，如维拉帕米、地尔硫䓬、尼卡地平和氨氯地平；抗真菌药，如酮康唑、伊曲康唑和氟康唑；抗生素，如红霉素和克拉霉素；葡萄柚汁。可通过诱导肝脏代谢来降低血药浓度的常见药物包括：抗癫痫药，如巴比妥类、苯妥英和卡马西平；抗结核药，如异烟肼和利福平。

此外，其他肾毒性药物可能加重他克莫司和环孢素的肾毒性，如非甾体类抗炎药（NSAIDs）、氨基糖苷类抗生素和两性霉素B。此外，羟甲基戊二酰辅酶A还原酶抑制剂（如洛伐他汀）与环孢素合用可能导致横纹肌溶解，偶尔还可引起急性肾损伤。该效应可能至少部分由环孢素诱发的他汀类药物代谢障碍介导。从低剂量开始给药可能避免该问题，从而可同时使用这些药物。一些他汀类药物较少引起肌肉毒性，尤其是普伐他汀，与环孢素合用时也是如此。禁止联用环孢素与辛伐他汀。

三联免疫抑制治疗用选择抗代谢药干扰核酸合成，以及抑制T淋巴细胞和B淋巴细胞增殖。MMF的疗效和安全性与EC-MPS相似。如果患者不能耐受MMF和EC-MPS，则换为硫唑嘌呤。需注意的是，一般不对育龄期女性受者使用麦考酚酸，除非其正在使用长效避孕药、已接受外科绝育手术或绝对不孕。麦考酚酸具有致畸性，禁用于妊娠女性。因此，倾向于对这些患者使用硫唑嘌呤，因为该药不会对生育和妊娠产生较为严重的不利影响。

在使用抗代谢药时亦需关注药物相互作用。同时使用环孢素似乎会使麦考酚酸的谷浓度降低。而同时使用他克莫司时并无该作用。他克莫司会抑制麦考酚酸（MMF和EC-MPS的活性代谢物）的代谢酶UDP-葡萄糖醛酸基转移酶，因此增加麦考酚酸的浓度。对于同时使用麦考酚酸的患者，如果用他克莫司代替环孢素，我们通常会将麦考酚酸的剂量减少50%。虽然与环孢素相比，他克莫司会使MMF的暴露增加20%~30%，但我们认为减量50%才合适，因为与减量25%相比，减量50%可能减少胃肠道副作用和贫血，还可能限制药物负担增加的费用。在使用他克莫司的患者中，EC-MPS的剂量为一次360mg、一日2次相当于使用环孢素的患者中剂量为一次720mg、一日2次。对于正在接受质子泵抑制剂的患者，我们倾向于使用EC-MPS而非MMF。针对移植和非移植患者的观察性研究表明，联用质子泵抑制剂和MMF可能导致霉酚酸暴露减少，从而可能增加急性排斥反应的风险。患者应避免MMF或EC-MPS与氢氧化铝或氢氧化镁抗酸剂同时使用，因为这些药物会使霉酚酸的曲线下面积减少约17%。使用司维拉姆的患者应在应用MMF或EC-MPS 2小时后再用该药，因为司维拉姆可降低霉酚酸的暴露和最大浓度。同时使用硫唑嘌呤与别嘌醇或非布司他等黄嘌呤氧化酶抑制剂（用于治疗高尿酸血症和痛风）会引起重度白细胞减少。别嘌醇和非布司他会抑制黄嘌呤氧化酶的活性，而该酶也参与了硫唑嘌呤的代谢。因此，接受硫唑嘌呤的患者通常应避免使用别嘌醇和非布司他。然而，如果患者存在重度痛风且必须使用别嘌醇或非布司他的情况，我们会减少硫唑嘌呤的剂量（至少减少50%）并密切监测白细胞计数。然而，即使采用该方法，可能仍要停用硫唑嘌呤。

关于肾移植后糖皮质激素的最佳剂量或维持治疗方案，目前尚未达成共识。作为三联免疫抑制治疗方案的一部分，我们会在手术室静脉给予甲泼尼龙 7mg/kg（最大剂量为 500mg），然后开始口服泼尼松，移植后前 3 日每日 1mg/kg（最大剂量为 80mg），随后减量至第 1 周 20mg/d。随后每周将日剂量减少 5mg，即 15mg/d 用 1 周，10mg/d 用 1 周，之后为 5mg/d。如果没有发生急性排斥反应，我们通常会在肾移植后 1 个月内将糖皮质激素减量至 5mg/d。与持续使用 5mg/d 泼尼松相比，停用糖皮质激素并不能改善胰岛素敏感性。停用糖皮质激素还可能使硫唑嘌呤、MMF 或 MPA 的骨髓抑制作用加重，因此必须密切监测白细胞计数。

2.造血干细胞移植

（1）移植物抗宿主病的免疫抑制治疗 异基因造血干细胞移植（hematopoietic cell transplantation，HCT）后有移植物抗宿主病（GVHD）风险，病因为供者的免疫细胞（移植物）启动针对受者（宿主）的免疫反应。急慢性 GVHD 都是多系统疾病，以临床表现区分，依据为广泛应用的美国国立卫生研究院（National Institutes of Health，NIH）共识标准。也已识别了兼具急慢性 GVHD 特征的重叠综合征。

GVHD 的首选预防方法取决于移植条件（如免疫相合程度、预处理方案、移植物来源和其他因素）和医院的习惯。在我国，中华医学会血液学分会于 2020 年及 2021 年分别制订了中国异基因造血干细胞移植治疗血液系统疾病专家共识——急性移植物抗宿主病（2020 年版）以及慢性移植物抗宿主病（cGVHD）诊断与治疗中国专家共识（2021 年版）。国外关于 GVHD 防治指南包括 JACIE 委员会（Joint Accreditation Committee for ISCT Europe and EBMT）以及细胞治疗认证基金会（Foundation for the Accreditation of Cell Therapy，FACT）。欧洲骨髓移植协会（European Group for Blood and Marrow Transplantation，EBMT）和欧洲白血病网络制定了 GVHD 的预防与治疗指南，相关免疫抑制药物使用推荐详见表 2-1。

表2-1 同种异体移植中 GVHD 预防和治疗的共识建议

预防 GVHD

GVHD 预防：清髓性预处理

- 标准预防是环孢素加短疗程甲氨蝶呤。他克莫司加甲氨蝶呤被认为是等效的，但在欧洲的经验太有限，无法支持推荐。使用他克莫司加甲氨蝶呤的机构应制定机构指南并遵循这些指南。

- 抗胸腺细胞球蛋白已被证明可以减少慢性 GVHD 并改善非亲缘供体移植的生活质量。因此，抗胸腺细胞球蛋白可纳入非亲缘供体移植的预防方案中。使用抗胸腺细胞球蛋白的机构应遵循EBMT/ELN建议或制定机构指南并遵循这些建议。

环孢素

- 初始剂量为 3mg/（kg·d）。

- 在输注移植物的前一天（第-1天）开始给药。如果超过一天给予两个或两个以上的移植产品，则第一个产品的当天计为第0天。

- 该药物以静脉（i.v.）推注的形式给予，每日两次给药。

- 当可以口服摄入时，给药改为口服途径。

- 第一次口服剂量是静脉注射剂量的两倍，每天两次给药。

- 剂量根据全血环孢菌素浓度或毒性（肾功能不全、微血管病、神经系统问题）进行调整，需要改变剂量。

- 环孢素目标浓度在前3~4周为200~300µg/L，如果没有GVHD或毒性，则为移植后三个月至 100~200µg/L。

- 在给药后 12 小时从全血测量环孢素浓度（下一次输注/给药前的谷水平）。

- 在没有 GVHD 的情况下，环孢素预防的持续时间为 6 个月。

- 如果没有 GVHD，则从三个月开始逐渐减少剂量。只要有急性 GVHD 体征或慢性 GVHD 体征超过轻度皮肤病，剂量就不会逐渐减量。

甲氨蝶呤

- 初始剂量为 $15mg/m^2$ 在第 +1 天给予。

- 三剂额外剂量 $10mg/m^2$ 在 +3、+6 和 +11 天给出。如果有任何 WHO II 级或更高的毒性，则+11天剂量减量或不给药。

- 该药物以静脉推注给药。

- 除了可能遗漏第+11天的剂量外，不进行剂量调整（见上文）。

- 对所有患者进行亚叶酸钙抢救。

- 亚叶酸钙给药在每次甲氨蝶呤剂量后24小时开始。剂量为15mg，在甲氨蝶呤给药后+1天每6小时给予一次，共3次。在+3，+6和+11天甲氨蝶呤给药后每6小时给予1次，各4次。

- 亚叶酸钙口服给药，在严重黏膜炎的情况下使用i.v.途径。

抗胸腺细胞球蛋白（兔）

- 抗胸腺细胞球蛋白或胸腺球蛋白。

- ATG–F的剂量为三天10mg/kg（总计30mg/kg），胸腺球蛋白的剂量为三天2.5mg/kg（总计7.5mg/kg）。

- 抗胸腺细胞球蛋白在第−3，−2和−1天施用。

GVHD预防：降低强度预处理

- 标准预防是环孢素加吗替麦考酚酯。

- 抗胸腺细胞球蛋白已被证明可以减少慢性GVHD并改善非亲缘供体移植的生活质量。因此，抗胸腺细胞球蛋白可以包含在非亲缘供体移植的方案中。使用抗胸腺细胞球蛋白的机构应遵循EBMT/ELN建议或制定机构指南并遵循这些建议。

环孢素

- 根据调理的强度，可以静脉注射或口服进行预防。如果使用静脉途径，则环孢素初始给药的建议与清髓性预处理移植相同。

- 如果使用口服途径，初始剂量为12mg/（kg·d）。

- 管理在第−1天开始。

- 每日剂量以两次剂量给予，间隔12小时。

- 剂量根据全血环孢菌素浓度，毒性（肾功能不全、微血管病、神经系统问题）进行调整，需要改变剂量或减少嵌合体。

- 目标浓度在前3~4周为200~300μg/L，然后是100~200μg/L，直到三个月（如果没有GVHD，毒性或嵌合体减少）。

- 在环孢素给药后12小时从全血测量环孢素浓度（下次输注/给药前的谷水平）。

- 如果没有GVHD的迹象，预防时间为6个月。在疾病持续存在或复发（亚人群嵌合体或其他敏感方法）的情况下，应尽早减少预防。

- 如果没有GVHD的迹象，从3个月开始逐渐减少剂量。只要有急性GVHD体征或慢性GVHD体征超过轻度皮肤病，剂量就不会逐渐减量。

吗替麦考酚酯

- 剂量为30mg/（kg·d），口服两剂。

- 管理从第+1天开始。

- 剂量根据毒性进行调整。

- 霉酚酸酯预防的持续时间在兄弟姐妹移植中为1个月，在来自非亲缘或不匹配的供体的移植中为3个月。

- 在疾病持续或复发（亚人群嵌合体或其他敏感方法）的情况下，应尽早减少预防。

抗胸腺细胞球蛋白（兔）

- 剂量为三天10mg/kg（总计30mg/kg），胸腺球蛋白的剂量为三天2.5mg/kg（总计7.5mg/kg）。

- 抗胸腺细胞球蛋白在第−3，−2和−1天施用。

脐带血移植的预防

- 推荐的预防措施是环孢素加吗替麦考酚酯，剂量和给药持续时间如上所述，用于强度降低的移植。

GVHD 的治疗

急性 GVHD 的治疗

一线治疗

- 急性 GVHD 的一线治疗是甲泼尼龙。

- 开始治疗 II 级或更高级别急性 GVHD。

- 甲泼尼龙初始剂量为 2mg/（kg·d）。

- 甲泼尼龙每天分两次给药。

- 初始剂量持续七天。如果五天后出现明显进展，可以改变治疗，但没有证据表明治疗的改变会影响结局。

- 在前七天内不减少剂量。

- 剂量的逐渐减少缓慢进行，具体取决于反应。在早期阶段没有明显减少剂量。甲泼尼龙在所有 GVHD 体征消失之前不会停用。

- 治疗失败（皮质类固醇抵抗）定义为治疗七天后无反应或五天后明显进展。

- 不可吸收的口服类固醇（布地奈德）与全身皮质类固醇一起用于胃肠道 GVHD，剂量为 9mg/（kg·d），每日口服一次。

- 根据中心政策，局部类固醇用于皮肤 GVHD。

- 开始治疗的决定基于临床症状。建议在开始治疗前进行皮肤活检，但治疗决定不应取决于活检结果。如果怀疑上消化道表现，则相同的建议适用于上消化道或乙状结肠活检。

二线治疗

- 二线治疗的适应证是上述定义的甲泼尼龙治疗失败。

- 急性 GVHD 没有标准的二线治疗。广泛使用的成分是吗替麦考酚酯、抗肿瘤坏死因子抗体、其他单克隆抗体、抗胸腺细胞球蛋白、体外光分离置换术、甲氨蝶呤和间充质干细胞。继续使用钙调磷酸酶抑制剂和皮质类固醇并给予最佳支持性治疗被认为是一种有效的选择。中心应制定并遵循其机构指南，并应尽可能在试验中对患者进行治疗。

慢性 GVHD 的治疗

- 开始治疗慢性 GVHD 的指征取决于症状的类型和严重程度，以及其他相关变量（如疾病风险、嵌合体和微小残留疾病结果）的症状进展速度。

- 建议根据 NIH 共识指南评估慢性 GVHD。

- 对于未使用任何免疫抑制药物或仅接受环孢素（或他克莫司）的患者，新诊断的慢性 GVHD 的一线治疗是皮质类固醇。

- 如果患者已经在接受皮质类固醇治疗（例如，在急性 GVHD 治疗后），则在治疗中加入环孢素并增加皮质类固醇的剂量。

- 如果患者在慢性 GVHD 发作时已经接受皮质类固醇和环孢素治疗，则没有可用的标准治疗。

- 继续使用皮质类固醇和环孢素并给予最佳支持治疗是一种有效的选择。或者，如果可能，患者应在临床试验中接受治疗。

- 初步评估慢性 GVHD 一线治疗疗效所需的时间至少为一个月。

- 慢性 GVHD 没有标准的二线治疗。除皮质类固醇外，二线治疗最广泛使用的组成部分是体外光分离采、吗替麦考酚酯、利妥昔单抗、钙调磷酸酶抑制剂和mTOR抑制剂。中心应制定并遵循其机构指南，并应尽可能在试验中对患者进行治疗。

（2）审方要点　造血干细胞移植患者免疫抑制剂类药物审方要点与肾移植和肝移植类似，需主要关注药物相互作用与不良反应。

三、自身免疫疾病的免疫抑制治疗

自身免疫疾病是指因机体免疫系统对自身成分发生免疫应答而导致的疾病状态。机体对外来抗原发生免疫应答的结果通常是抗原的清除，而对自身细胞或组织抗原发生免疫应答时，自身的细胞或组织不易被免疫系统的效应细胞完全清除而是不断地受攻击，结果使机体进入疾病状态，包括器官特异性自身免疫病以及系统性自身免疫病。在临床常见自身免疫疾病中，溃疡性结肠炎、多发性脑脊髓硬化症属于器官特异性自身免疫病，而系统性红斑狼疮及类风湿关节炎属于系统性自身免疫病。

1.类风湿关节炎

（1）类风湿关节炎的免疫抑制治疗　类风湿关节炎（RA）的各种治疗策略都是以控制滑膜炎症和防止关节损伤为目标。各治疗方案都要求在病程早期开始使用改变病情的抗风湿药（DMARDs），以实现和维持缓解或低疾病活动度。一般治疗原则依据的是随机试验和其他研究。其中，常见的治疗方案主要采用缓解病情抗风湿药（DMARDs）类药物，此类药物包括非生物类DMARDs，即甲氨蝶呤、来氟米特等，而生物类DMARDs包括依那西普、英夫利昔单抗、阿达木单抗、妥珠单抗等。近年来，靶向合成的DMARDs，包括多种JAK抑制剂逐渐可用于治疗类风湿关节炎，包括托法替布、巴瑞替尼等。

对于活动性类风湿关节炎患者，我们会启用NSAIDs或糖皮质激素开始抗炎治疗，具体取决于疾病活动度，并且通常会以甲氨蝶呤（MTX）开始DMARDs治疗。NSAIDs以及全身性和关节内糖皮质激素可快速降低疾病活动度，而MTX等DMARDs可能需数周至数月才能达到最佳效果。对于无法使用MTX的患者可能需要用其他药物替代，如羟氯喹、柳氮磺吡啶或来氟米特。若MTX等初始DMARDs治疗无效，我们通常会使用DMARDs联合治疗（如，MTX+柳氮磺吡啶和羟氯喹，或MTX+TNF抑制剂），同时采用抗炎药物治疗活动性炎症。若初始治疗或后续联合治疗或包括生物类或靶向合成DMARDs（JAK抑制剂）的后续治疗无效，可换用其他生物类或靶向合成DMARDs。这类患者可能还需要其他抗炎药物治疗。

（2）审方要点　在类风湿关节炎的免疫抑制治疗中，常使用DMARDs类药物。在含有这些药物的处方审核中需优先注意适应证的适宜性。在适应证适宜的基础上，进一步评估药物的用法用量以及潜在的药物相互作用。例如，雷公藤类制剂需关注适应证的适宜性；硫酸羟氯喹、甲氨蝶呤等药物需注意药物剂量是否合适；钙调磷酸酶抑制剂需关注基于代谢酶相关的药物相互作用；生物类药物需关注用法用量等。

2.系统性红斑狼疮

（1）系统性红斑狼疮的免疫抑制治疗　系统性红斑狼疮（SLE）是一种慢性多系统免疫介导性疾病，偶尔可危及生命。患者可能出现许多不同的症状、体征和实验室表现，因疾病严重程度和器官受累类型不同而预后各异。SLE患者的治疗目标是实现缓解或降低疾病活动度、防止器官损伤、尽量降低药物毒性及改善生活质量。

对于SLE的治疗药物选择表现出高度个性化，取决于主要症状、器官受累情况、既往治疗的效果，以及疾病活动度和严重程度。在确定治疗方案时，还必须考虑每种治疗药物的不良反应和患者偏好。制定治疗决策时，还必须考虑患者的生育计划。

推荐所有SLE患者都接受羟氯喹治疗，不论病情程度和疾病活动度如何。剂量根据患者体重差异进行调整，最大剂量为5mg/（kg·d）。如果耐受，可每日给药一次。羟氯喹一般耐受良好，严重副作用极少见。然而，危及视力的视网膜毒性仍是一大顾虑，给予适当剂量且常规监测眼部，可避免该风险。羟氯喹还可延长QT间期，尤其在同时使用其他延长QT药物的患者中。目前，可通过实验室检测评估羟氯喹及其代谢物的水平，通过检测识别不依从治疗的患者也是研究热点。不过，临床实践各不相同，血药浓度检测的作用目前在临床应用中仍缺乏更多可靠的证据支持。除使用羟氯喹外，是否需要其他治疗药物通常基于主要症状、器官受累情况和疾病严重程度，并没有统一的方法。如，轻度疾病患者可能主要是皮肤（如面颊疹）和关节（如关节痛或关节炎）受累，也可能感觉日益疲劳。评估疾病活动度的实验室检测结果可能无异常，或显示轻度白细胞减少，除开始羟氯喹治疗外，此类患者可能不需要额外治疗或可能需要短期使用非甾体抗炎药（NSAIDs）或泼尼松7.5mg/d（或与之等效的糖皮质激素）。对于定义为具有明显但不危及器官的疾病（如，全身、皮肤、肌肉骨骼或血液系统的表现）的中度疾病患者，通常对羟氯喹联合5~15mg/d泼尼松（或与之等效的糖皮质激素）短期治疗有反应。羟氯喹大约需要3个月才能观察到临床效果。一旦羟氯喹起效，可逐渐减量泼尼松。常需用辅助降低糖皮质激素剂量的免疫抑制剂控制症状，例如硫唑嘌呤等。如果患者有危及器官的表现，例如肾脏和中枢神经系统受累，则一般需要在初始阶段进行强化免疫抑制治疗（诱导治疗）来控制疾病并停止组织损伤。例如，此类患者可能因狼疮性肾炎而出现肾功能不全和明显蛋白尿。实验室评估可能显示低水平C_3及C_4，抗dsDNA抗体水平升高和急性期反应物升高。患者通常接受短期的大剂量全身性糖皮质激素治疗〔如，急性发病患者连用3日0.5~1g/d甲泼尼龙静脉"冲击"治疗，或较稳定患者口服泼尼松1~2mg/（kg·d）〕，可单独使用或与其他免疫抑制剂联用。但是，尚缺乏数据支持静脉"冲击"治疗优于每日口服糖皮质激素。糖皮质激素治疗的主要优点之一是其能迅速减少炎症，从而有助于实现疾病控制。但是，考虑到长期应用的不良反应，必须始终尝试尽量减少暴露。通常加用其他免疫抑制剂来助减糖皮质激素用量，例如吗替麦考酚酯、环磷酰胺或利妥昔单抗，并且可能需要患者住院治疗。实施初始治疗后，应给予更长期的低强度且最好毒性较少的维持性免疫抑制治疗，从而巩固缓解并预防发作。在这一治疗阶段，应减量泼尼松或与之等效的糖皮质激素，同时监测疾病活动的临床和实验室指标。

（2）审方要点　系统性红斑狼疮的免疫抑制治疗中常使用糖皮质激素类药物，在审方过程中需注意口服糖皮质激素一般适宜每日1次晨起服用，以减少外源性皮质激素与内分泌系统的影响。此外，对于不同糖皮质激素间的等效剂量切换亦需关注。硫唑嘌呤与柳氮磺吡啶等氨基水杨酸衍生物存在相互作用，应谨慎联用。

3.溃疡性结肠炎

（1）溃疡性结肠炎的免疫抑制治疗　溃疡性结肠炎（ulcerative colitis，UC）是一种慢性炎症性疾病，特征为局限于结肠黏膜层的炎症反复发作与缓解。其几乎总会累及直肠，可能以连续性的方式向近端扩展至结肠其他部位。对于急性重度UC的短期治疗目标是保持血流动力学稳定和改善症状（排便次数减少，出血减少或停止），而长期治疗目标是达到临床缓解（即腹泻和出血消退）和内镜下缓解（黏膜完全愈合）。急性期，可以通过评估症状和血流动力学状态、体征变化［如，腹部压痛和（或）腹部膨隆减轻］和实验室检查（如C-反应蛋白）来确定患者对治疗的反应。

对于大多数急性重度UC患者而言，初始治疗包括全身应用和局部应用糖皮质激素，但部分患者（如不能耐受糖皮质激素者）还可选择抗TNF制剂（英夫利昔单抗）。对于急性重度UC，初始治疗为静脉给予糖皮质激素。具体方案包括甲泼尼龙（一次16~20mg，i.v.，每8小时1次）或氢化可的松（一次100mg，i.v.，每8小时1次）。首选甲泼尼龙，因为与氢化可的松相比，其引起的钠潴留和钾丢失更少。对于重度UC患者，与间断性静脉推注相比，持续静脉输注糖皮质激素并不能更安全、更有效地达到临床缓解。若静脉糖皮质激素治疗有效，患者大多在开始治疗后3~5日内症状改善（即便次减少、出血减少）。对于5日内无反应的患者，启动二线治疗，即抗TNF制剂或环孢素。

除了静脉用糖皮质激素，对于急性重度UC累及远段结肠的患者，我们还会局部用糖皮质激素（如栓剂、泡沫剂或灌肠剂，一日1次或2次），这可能有助于缓解症状（如减少便急、里急后重）。但尚无随机试验证实这种情况下局部用糖皮质激素有益。

对于静脉用糖皮质激素后3~5日内病情无改善的急性重度UC患者，予英夫利昔单抗或环孢素作为二线治疗，或进行结肠切除术。对于静脉用糖皮质激素后3~5日内病情无改善的患者，药物治疗应升级为英夫利昔单抗或环孢素。具体选择哪种取决于患者的特征和合并症（如高血压、肾病）；对英夫利昔单抗、环孢素和（或）巯嘌呤类有无过敏；以及患者和医生的偏好。英夫利昔单抗常用于UC和克罗恩病的治疗，而环孢素使用较少，医生可能更熟悉抗TNF制剂的给药、监测和不良反应。对于静脉用糖皮质激素难治性急性重度UC患者，英夫利昔单抗和环孢素的疗效和安全性没有显著差异。

对于大部分糖皮质激素难治性急性重度UC患者，通常推荐使用英夫利昔单抗，首先使用标准诱导剂量：在第0周、2周和6周给予5mg/kg。患者通常在3~5日内表现出临床应答（如血流动力学稳定、便次减少、无出血），治疗目标是诱导临床缓解。具体来说，患者应排成型便<6次/日，没有便血，并且应能够恢复经口进食，而不伴腹泻或腹痛。对于英夫利昔单抗初次输注后5日内无应答的患者，通常以10mg/kg的剂量二次输注。对于第二次治疗产生应答的患者，我们在4周后进行第三次诱导给药。达到临床缓解后，我们一般减至标准剂量（5mg/kg），并使用英夫利昔单抗进行维持治疗。英夫利昔单抗等抗TNF治疗的禁忌证大致包括未控制的活动性感染、潜伏性（未经治疗的）结核病、脱髓鞘疾病（如多发性硬化、视神经炎）、心力衰竭及恶性肿瘤。

对于某些静脉用糖皮质激素治疗无效的患者，推荐静脉使用环孢素作为短期过渡，之后再使用起效较慢的长效药物，如硫唑嘌呤（azathioprine，AZA）或6-巯基嘌呤（6-mercaptopurine，6-MP）。需要注意的是，具有以下任一情况的患者不得使用环孢素：高血压（血压>140/90mmHg）；肾脏疾病［血清肌酐>1.4mg/dL（124μmol/L）］；癫痫病史；血清总胆固醇低［<120mg/dL（3.11mmol/L）］；血清镁水平低；血清白蛋白低［<2.3g/dL（23g/L）］；既往对免疫调节剂（如AZA）不耐受或治疗失败；既往生物制剂（如英夫利昔单抗）治疗失败；使用环孢素治疗时无法遵守给药和监测要求的患者。

对于没有环孢素禁忌证的患者，通常起始剂量为每日2mg/kg静脉给药（分2次给药）。因为该剂量有效，且毒性低于较高剂量（4mg/kg）。环孢素的副作用和药物相互作用很常见，有些可能会危及生命。因此，接受治疗的患者必须严密监测有无电解质紊乱、肾毒性、高血压、神经毒性和感染。治疗期间需要预防肺孢子虫肺炎。为了在UC患者中达到环孢素的目标浓度，应在开始治疗后每1~2日检测环孢素的血药浓度，每次剂量调整后也需检测，剂量稳定后每2~3日检测1次。在临床实践中，环孢素血药浓度的监测各不相同；一些专家建议将谷浓度设为<300ng/ml。剂量可根据耐受情况以0.5mg/（kg·d）的幅度递增，最大剂量为4mg/（kg·d）。剂量可以修约到最接近的25mg的整数倍，以便于之后转为口服环孢素。

对于静脉用环孢素有反应的患者，以达到充足血药浓度的静脉剂量的2倍转为口服改良环孢素（微乳剂），分次给药，间隔12小时。例如，对每日4mg/kg静脉用环孢素有良好反应的患者将改为每日8mg/kg口服改良环孢素，每12小时给药4mg/kg。第3次给药后达到稳态；第4次给药前检测谷浓度，目标水平为200~300ng/ml。环孢素水平＜200ng/ml与无应答相关。

对于维持缓解期，治疗目标是维持无糖皮质激素缓解，并预防临床和内镜下复发。一般在达到临床缓解（即腹泻和出血消退）后6~12个月进行结肠镜检查，以评估黏膜愈合情况。对于药物治疗有反应的患者，维持治疗的选择主要取决于对诱导治疗的反应。对全身性糖皮质激素有反应的患者可选的维持治疗包括：抗TNF制剂，例如英夫利昔单抗，酌情联合巯嘌呤类，用作大多数静脉用糖皮质激素后达到临床缓解的患者的维持治疗。巯嘌呤类单药治疗，即AZA或6-MP，可替代抗TNF制剂方案用于维持缓解。

使用英夫利昔单抗达到临床缓解的患者通常会继续使用英夫利昔单抗进行维持治疗。对于大多数患者，出院时会加用巯嘌呤类（即AZA）。一般在临床缓解后给予巯嘌呤类治疗6个月，然后停用巯嘌呤类，继续抗TNF药物单药治疗以长期维持。但对于年轻的男性患者（年龄＜30岁），我们使用抗TNF药物单药治疗来维持缓解。避免使用包含巯嘌呤类的联合治疗，因为此类患者存在肝脾T细胞淋巴瘤的风险。

对静脉用环孢素有反应的患者转为口服改良环孢素（微乳剂），门诊治疗方案还包括肺孢子虫肺炎预防、巯嘌呤类药物以及糖皮质激素减量，然后是环孢素减量，启用AZA（或6-MP）以长期维持治疗。完成糖皮质激素减量后，口服环孢素每周减量1次，分约4次等量递减，直至停药。使用环孢素后获得缓解，但在没有糖皮质激素和环孢素的情况下使用巯嘌呤类单药治疗无法维持缓解的患者，需要进行手术评估。

（2）审方要点　除小分子免疫抑制剂与糖皮质激素等药物的常见审方要点之外，溃疡性结肠炎常使用生物制剂进行治疗。在审方中，需注意生物制剂剂型的差异性。例如，阿达木单抗剂型为皮下注射制剂，乌司奴单抗需关注皮下注射制剂与静脉输注制剂。

四、肾脏疾病的免疫抑制治疗

（1）肾脏疾病的免疫抑制治疗　肾脏疾病中包含了许多发病机制方面存在免疫反应异常的疾病，因此，针对此类疾病需要常规使用免疫抑制剂进行免疫抑制治疗。目前临床中常用于肾脏疾病的免疫抑制剂包括糖皮质激素、环磷酰胺、钙调磷酸酶抑制剂、吗替麦考酚酯以及硫唑嘌呤等。

　　对于肾病综合征，临床初始治疗常用糖皮质激素类药物，特别是对于微小病变型肾病及局灶性节段性肾小球硬化患者，首选糖皮质激素治疗。其临床用药依然遵循糖皮质激素临床应用中起始足量、缓慢减量并最终以最小有效剂量维持治疗的方案。而对于激素无效、激素依赖或复发的难治性肾病综合征患者，常加用环孢素、他克莫司、吗替麦考酚酯或环磷酰胺进行联合治疗。

　　对于 IgA 肾病，糖皮质激素作为基础治疗药物之一，对患者尿蛋白水平控制以及进入终末期肾脏病风险控制具有重要作用。当患者肾脏病理改变严重时，单纯使用糖皮质激素虽然可以减少蛋白尿，但不足以保护肾脏功能，不能延缓肾衰竭的进展，因此，需要联合其他免疫抑制剂进行治疗。需要注意的是，在 2020 年版《KDIGO 肾小球肾炎临床实践指南》中，除新月体 IgA 肾病且伴肾功能快速恶化时，不建议激素联合环磷酰胺或硫唑嘌呤治疗；除肾功能快速恶化的新月体 IgA 肾病外，对于肾小球滤过率小于 $30ml/(min \cdot 1.73m^2)$ 的患者，也不建议激素联合其他免疫抑制剂。同时，指南不建议使用吗替麦考酚酯治疗 IgA 肾病。

　　对于狼疮性肾炎，免疫抑制治疗分为诱导缓解和维持缓解，在治疗过程中还需注意避免过度免疫抑制诱发不良反应，特别是诱发由于免疫抑制导致的感染。常用的免疫抑制剂类药物包括糖皮质激素、羟氯喹、环磷酰胺、吗替麦考酚酯、硫唑嘌呤、钙调磷酸酶抑制剂及其他药物等。其中，糖皮质激素作为狼疮性肾炎的基础治疗药物，通常重型患者使用泼尼松的标准剂量为 $1mg/(kg \cdot d)$，待病情稳定后 6~8 周逐渐减量，直至减至标准剂量的一半，减量速度可根据病情适当减慢，维持治疗时泼尼松剂量应尽量小于 10mg/d。诱导治疗中，糖皮质激素需加用免疫抑制剂联合治疗。可选用的免疫抑制剂如环磷酰胺、吗替麦考酚酯等，联合应用可以更快诱导病情缓解和巩固疗效，并避免长期使用较大剂量激素导致的严重不良反应。维持治疗的免疫抑制剂有环磷酰胺、吗替麦考酚酯、硫唑嘌呤等药物。激素的副作用除感染外，还包括糖类、脂类、蛋白质及电解质的代谢紊乱。在诱导治疗与维持治疗中使用非糖皮质激素类免疫抑制剂的具体用法，请参考药品说明书、临床用药指南或药师处方审核案例版培训教材——肾脏系统疾病用药分册，本部分不做详述。

　　对于急进性肾小球肾炎，首选治疗为强化血浆置换治疗，对合并肺出血的Ⅰ型、Ⅲ型均有效；无进行血浆置换条件的Ⅲ型，也可考虑激素冲击治疗。强化治疗过程中严密监测有无感染的并发症，进行相应处理。在免疫抑制剂药物选择方面，对于激素冲击治疗，常选择甲泼尼龙，主要用于Ⅱ型及Ⅲ型急进性肾小球肾炎的治疗。在无禁忌证时，肾活检病理提示肾小球硬化性病变未超过50%、肾间质纤维化病变未超过50%者，大剂量激素的治疗有助于控制肾脏的活动性炎症。对于Ⅰ型急进性肾小球肾炎，激素强化治疗不作为首选，但对于无法尽快施行血浆置换治疗者，大剂量激素治疗对于控制肺出血或肾功能恢复可能有帮助。对于基础治疗，在大剂量激素冲激治疗后，给予泼尼松或泼尼松龙口服，起始剂量为1mg/（kg·d），4~6周后逐渐减量，维持用药剂量为5~10mg/d。此外，其他免疫抑制剂常用环磷酰胺。对于Ⅰ型急进性肾小球肾炎，口服起始剂量为2mg/（kg·d），连续2~3个月，静滴剂量为每月0.6~1.0g，连续6个月直到病情缓解。对于Ⅱ、Ⅲ型急进性肾小球肾炎，除上述治疗之外，还需维持缓解治疗，可服用硫唑嘌呤100mg/d继续治疗6~12个月巩固疗效。吗替麦考酚酯免疫抑制治疗的疗效确切，且不良反应较小，已被广泛应用于包括Ⅱ型和Ⅲ型急进性肾小球肾炎在内的疾病治疗中。

（2）审方要点　肾病综合征使用环孢素的临床初始剂量为3~5mg/（kg·d），需根据治疗药物监测调整剂量，使其全血药物浓度维持在100~200ng/ml的范围内，其后根据临床情况逐渐缓慢减量。他克莫司的临床初始剂量为0.05~0.1mg/（kg·d），服药期间监测全血药物并维持其谷浓度为5~10ng/ml。环磷酰胺常用方法为$0.5~0.75g/m^2$，静脉滴注，每月一次，或口服0.1g/d，分1~2次，一年内的总剂量控制在6~8g。环磷酰胺存在较为严重的不良反应，因此在使用前需要检查患者的血常规及肝功能。

第二节　免疫抑制剂药理作用机制特点

免疫抑制剂根据药物分类的不同，存在不同的药理学作用机制。

糖皮质激素在药理剂量时能抑制感染性和非感染性炎症，减轻充血，降低毛细血管的通透性，抑制炎症细胞（淋巴细胞、粒细胞、巨噬细胞等）向炎症部位移动，阻止炎症介质如激肽类、组胺、慢反应物质等发生反应，抑制吞噬细胞功能，稳定溶酶体膜，阻止补体参与炎症反应，抑制炎症后组织损伤的修复等。在免疫抑制过程中，药理剂量的糖皮质激素可影响免疫反应的多个环节，包括可抑制巨噬细胞吞噬功能，降低单核-吞噬细胞系统消除颗粒和细胞的作用，可使淋巴细胞溶解，以致淋巴结、脾及胸腺中淋巴细胞耗竭，此作用对T细胞较为明显，其中辅助性T细胞减少更显著。同时，糖皮质激素还可以降低自身免疫性抗体水平。基于以上抗炎及免疫抑制作用，可缓解过敏反应及自身免疫性疾病的症状，对抗异体器官移植的排异反应。

钙调磷酸酶抑制剂常见包括环孢素与他克莫司。环孢素是由11个氨基酸组成的亲脂性环肽，而他克莫司是一种大环内酯类抗生素。这两种药物均是从真菌中分离而来，并且对细胞介导免疫应答和体液免疫应答有相似的抑制作用。环孢素和他克莫司分别与亲环素和FK结合蛋白结合的亲和力高，这两种蛋白是存在于大多数细胞中的细胞质蛋白家族成员。药物-受体复合物可特异性和竞争性地结合钙调磷酸酶（一种钙和钙调蛋白依赖性磷酸酶），并对其产生抑制作用。该过程会抑制转录因子NF-AT家族的易位，从而减少下列细胞因子基因的转录激活，如IL-2、TNF-α、IL-3、IL-4、CD40L、粒细胞-巨噬细胞集落刺激因子和干扰素-γ。最终减少T淋巴细胞的增殖。虽然环孢素和他克莫司可能对T抑制细胞和T细胞毒性细胞有一定抑制作用，但主要作用于T辅助细胞。环孢素还可以提高转化生长因子-β（TGF-β）的表达水平，这可能是其导致肾纤维化的重要机制。不同于硫唑嘌呤和烷化剂等部分其他免疫抑制剂，环孢素和他克莫司不会引起有临床意义的骨髓抑制。

mTOR抑制剂包括西罗莫司与依维莫司。西罗莫司和依维莫司进入细胞质后，与配体FK结合蛋白结合，可能会调节mTOR的活性。mTOR抑制IL-2介导的信号转导，从而导致细胞周期停滞在G1/S期。西罗莫司和依维莫司可阻断细胞因子对T细胞和B细胞的激活，从而阻止细胞周期的进展和增殖；而他克莫司和环孢素则抑制细胞因子的产生。西罗莫司似乎还可抑制平滑肌细胞的增殖，同时因为结节性硬化病变中雷帕霉素靶点被激活，西罗莫司也许能抑制伴结节性硬化症的血管平滑肌脂肪瘤生长。西罗莫司可能还具有抗恶性肿瘤的潜力。

抗细胞增殖类免疫抑制剂常包括吗替麦考酚酯制剂以及硫唑嘌呤等。其中，吗替麦考酚酯（MMF）是麦考酚酸（MPA）的2-乙基酯类衍生物。MPA是高效、选择性、非竞争性、可逆性的次黄嘌呤单核苷酸脱氢酶（IMPDH）抑制剂，可抑制鸟嘌呤核苷酸的经典合成途径，抑制有丝分裂原和同种特异性刺激物引起的T和B淋巴细胞增殖，还可抑制B淋巴细胞产生抗体，抑制淋巴细胞和单核细胞糖蛋白的糖基化，因此可抑制白细胞进入炎症和移植物排斥反应的部位。吗替麦考酚酯不能抑制外周血单核细胞活化的早期反应，如白介素-1和白介素-2的产生等，但可以抑制这些早期反应所导致的DNA合成和增殖反应。而硫唑嘌呤在体内几乎全部转变成6-巯基嘌呤而起作用。由于其转变过程较慢，因而发挥作用缓慢。它能抑制 Friend 白血病，抑制病毒对小鼠的感染，使脾脏肿大得到抑制，使脾脏及血浆内病毒滴度下降。其通过对RNA 代谢的干扰而具有免疫抑制作用。若小剂量长期存在于培养基中，可抑制致敏的淋巴细胞在体外的杀伤细胞作用。

环磷酰胺是临床上常用的细胞毒药物之一，其本身并无烷化作用和细胞毒化作用，经机体吸收后在肝中代谢产生具有活性的代谢产物而发挥作用。作用机制被认为涉及肿瘤细胞DNA的交联。本品在体外无活性，进入体内被肝脏或肿瘤内存在的过量的磷酰胺酶或磷酸酶水解，变为活化作用型的磷酰胺氮芥而起作用。其作用机制与氮芥相似，与DNA发生交叉联结，抑制DNA的合成，也可干扰RNA的功能，属细胞周期非特异性药物。环磷酰胺主要在肝脏中通过混合功能微粒体氧化酶系统生物转化为活性烷基化代谢物。这些代谢物干扰易感快速增殖的恶性细胞的生长。

甲氨蝶呤的主要作用机制是竞争性抑制叶酸还原酶。在DNA合成和细胞复制的过程中叶酸必须被此酶还原成四氢叶酸。甲氨蝶呤抑制叶酸的还原，并且干扰了组织细胞的复制。作为一种叶酸还原酶抑制剂，主要抑制二氢叶酸还原酶而使二氢叶酸不能还原成有生理活性的四氢叶酸，从而使嘌呤核苷酸和嘧啶核苷酸的生物合成过程中一碳基团的转移作用受阻，导致DNA的生物合成受到抑制。此外，本品也有对胸腺核苷酸合成酶的抑制作用，但抑制RNA与蛋白质合成的作用则较弱，本品主要作用于细胞周期的S期，属细胞周期特异性药物，对G1/S期的细胞也有延缓作用，对G1期细胞的作用较弱。增殖活跃的组织如恶性肿瘤细胞、骨髓、胚胎细胞、皮肤上皮细胞、口腔和肠黏膜以及膀胱细胞通常对甲氨蝶呤作用更敏感。银屑病时皮肤上皮细胞的增殖能力远强于正常皮肤。增殖率的差别正是使用甲氨蝶呤来控制银屑病进展的基础。

生物类免疫抑制剂主要指CD20抑制剂、TNF抑制剂与IL抑制剂等。CD20抑制剂主要包括利妥昔单抗。利妥昔单抗是一种人鼠嵌合性单克隆抗体，能特异性地与跨膜抗原CD20结合。CD20抗原位于前B和成熟B淋巴细胞的表面，而造血干细胞、正常浆细胞或其他正常组织不表达CD20。95%以上的B细胞性非霍奇金淋巴瘤瘤细胞表达CD20。抗原抗体结合后，CD20不会发生内在化，或从细胞膜上脱落进入周围的环境。CD20不以游离抗原的形式在血浆中循环，因此不可能与抗体竞争性结合。利妥昔单抗与B细胞上的CD20抗原结合后，启动介导B细胞溶解的免疫反应。B细胞溶解的可能机制包括：补体依赖的细胞毒作用（CDC），抗体依赖细胞的细胞毒作用（ADCC）。第一次输注利妥昔单抗后，外周B淋巴细胞计数明显下降，低于正常水平，6个月后开始恢复，治疗完成后9~12个月之间恢复正常。在患有类风湿关节炎的患者中，外周血中B细胞耗竭的持续时间各不相同。大多数患者在B细胞完全恢复之前已经接受了再治疗。TNF抑制剂在临床中主要包括英夫利昔单抗、阿达木单抗（靶向TNF-α的单克隆抗体）。TNF药物对克罗恩病有效，对UC也发挥重要作用，因此学者在UC患者中开展了英夫利昔单抗（和其他抗TNF药物）的临床试验。UC患者的结肠黏膜高水平表达TNF-α。乌司奴单抗是人IgG1κ单克隆抗体，可与IL-12和IL-23细胞因子使用的p40蛋白亚基特异性结合。IL-12和IL-23是天然存在的细胞因子，参与炎症和免疫反应，例如自然杀伤细胞激活以及CD4+T细胞分化和激活。在体外模型中，优特克单抗被证明可通过破坏这些细胞因子与共享的细胞表面受体链IL-12Rβ1的相互作用来破坏IL-12和IL-23介导的信号传导和细胞因子级联反应。细胞因子IL-12和IL-23被认为是造成慢性炎症的重要因素，而慢性炎症是克罗恩病和溃疡性结肠炎的标志。在结肠炎的动物模型中，优特克单抗的靶标IL-12和IL-23的p40亚基遗传缺失或抗体被阻断。

其他免疫抑制剂类药物包括羟氯喹、中药来源的免疫抑制剂以及中成药，其药理作用机制往往尚不明确或完全清楚，在本部分不作详细叙述。

第三节　免疫抑制剂药动学评价与治疗药物监测

免疫抑制剂个体差异大、治疗窗窄、药物影响因素复杂、药物并发症多，测定环孢素、他克莫司、霉酚酸酯、西罗莫司、依维莫司等血药浓度，使治疗药物浓度保持在合理的区间，提高疗效，减少不良反应的发生。随着药物浓度与临床有效性和不良反应间的研究深入，较多新型的免疫药物也推荐TDM，比如通过羟氯喹的浓度监测可以评估患者的用药依从性。在炎症性肠病治疗中，当英夫利昔单抗失应答时，可测定药物谷浓度和抗药抗体效价，并根据检测结果优化英夫利昔单抗剂量和调整治疗间隔。阿达木单抗、维得利珠单克隆抗体、乌司奴单抗等生物制剂的TDM，虽没有形成指南或专家共识，但均已有较好的临床研究证实，其在指导剂量调整、停药、耐药等问题时的有效性和重要性。其他DMARDs药物、JAK抑制剂、生物制剂等，目前还未有较强循证医学证据来支撑其进行TDM，但这些制剂因起效时间慢、疗效评价困难、价格昂贵等，亟需建立有效的监测手段，指导个体化的精准给药，提高其治疗指数，给患者带来更大的收益。

目前在临床应用较为广泛的免疫抑制剂药动学评价方式即为治疗药物监测，其中对于钙调磷酸酶抑制剂、mTOR抑制剂、吗替麦考酚酯、甲氨蝶呤及生物类单克隆抗体药物的治疗药物监测的研究较多。

环孢素和他克莫司的治疗监测都很复杂，因为产生充分免疫抑制效果的水平和产生毒性的水平差距很小。环孢素和他克莫司都应采用全血样本进行药物浓度测定，目前常用检测技术包括酶放大免疫法以及色谱或色谱串联质谱法，需注意两种检测方法下目标范围的差异性，本部分以酶放大免疫法为例。环孢素的监测应使用12小时谷浓度（C_0）、用药后2小时的血药浓度（C_2）或简化的血药浓度–时间曲线下面积（area under the curve，AUC）。虽然监测C_0是常规做法，但其与安全性、疗效和药物暴露量的相关性较差。一些中心为肾移植受者监测C_2。他克莫司速释制剂的和缓释制剂的监测指标分别为用药后12小时和24小时的血药谷浓度（C_0）。环孢素或他克莫司的血药浓度都应在治疗开始2~3日后以及改变剂量后加以测定。在移植后的住院期间，通常每1或2日测定1次血药浓度。出院后的第1个月里应每周测定血药浓度1次或2次；然后每周测定1次，直至移植后3个月；之后每2周测定1次，直至移植后6个月；随后每月测定1次。一些病情稳定的低风险患者可每2~3个月测定1次血药浓度。但如果加用或停用会影响环孢素或他克莫司代谢的药物，则需增加谷浓度的监测频率。给药4~6次后，他克莫司和环孢素即可达到稳态浓度。

对于成人肾移植维持性免疫抑制治疗患者，环孢素谷浓度C_0的目标值为：移植后1~3个月：200~300ng/ml；移植后3个月以上：50~150ng/ml。环孢素峰浓度（C_2）的目标值为：移植后1~3个月：800~1000ng/ml；移植后3个月以上：400~600ng/ml。

他克莫司的谷浓度范围为：移植术后1~3个月：8~10ng/ml；3个月以上：3~7ng/ml；对于使用抗淋巴细胞药物（如rATG等）进行诱导治疗的患者，移植后第1个月：7~10ng/ml；1个月以上：3~7ng/ml。

对于心脏及肺移植后维持免疫抑制治疗患者，环孢素在移植后第1年谷浓度目标值为250~350ng/ml，随后为200~300ng/ml。环孢素峰浓度（C_2或C_3）在移植后第1年的目标值为900~1200ng/ml。

他克莫司的谷浓度范围为：移植后1~3个月为10~15ng/ml；4~12个月为8~13ng/ml；12个月后为6~8ng/ml。

对于肝移植后维持免疫抑制治疗患者，环孢素谷浓度目标值为：移植后1~3个月为200~250ng/ml，随后通常在12个月之间逐渐减量至80~120ng/ml。

他克莫司的谷浓度范围为：移植后1个月为6~10ng/ml；之后5~8ng/ml。

对于移植物抗宿主病的预防，环孢素谷浓度目标值为：移植后3~4周：200~300ng/ml；之后如未出现GVHD，则将目标浓度逐步降至100~200ng/ml。

他克莫司目标浓度范围为10~20ng/ml。

第四节　免疫抑制剂药效学评价

传统对于免疫抑制剂的药效学评价基于患者血清生化或免疫学指标进行判定。其中，免疫抑制剂靶点目标酶的活性被认为是免疫抑制剂免疫调节的主要生物标志物。环孢素与他克莫司作为钙调磷酸酶抑制剂，其目标酶为钙调磷酸酶，麦考酚替酚酸酯的目标酶是次黄嘌呤核苷磷酸脱氢酶（IMPDH），西罗莫司与依维莫司的目标酶为mTOR通路下的P70S6激酶。因此，对以上靶点目标酶活性进行检测，评价目标酶的活性能够较好地反映出相应免疫抑制剂的药效学效应。然而由于目前临床针对目标酶活性的检测尚无统一的标准，并且当联合用药时，单独评价一种目标酶的效应可能与联合用药产生的药效学存在一定的差异性，因此，对于目标酶活性的评价仍未在临床进行广泛的应用。

此外，靶部位或循环中细胞因子的水平、淋巴细胞的增殖水平以及细胞免疫应答标志物的水平也可以作为免疫抑制剂药效学评价的指标。随着流式细胞技术在临床检测中越来越广泛的应用，采用流式细胞仪分选免疫细胞亚群的种类，明确不同亚群细胞的分布、数目、活性以及相关炎症因子及其受体的水平对不同种类免疫抑制剂在体内介导的免疫应答水平均有很好的相关性，是目前进行免疫抑制剂药效学前瞻性评价的重要参考与依据。

尽管生物标志物能在一定程度上反映免疫抑制剂的药效学情况，并且部分耐受标志物还可以分辨采用免疫抑制治疗的患者，特别是器官或骨髓移植患者是否可以考虑减免免疫抑制剂的使用。

免疫抑制剂是把双刃剑。免疫抑制过度可导致感染风险增大、药物中毒、肿瘤等并发症，而免疫抑制不足则可能导致疾病活动或复发、器官移植后排斥反应等。恰当的免疫药物达到适度的免疫抑制水平，是临床较为理想的平衡状态，而免疫状态监测和评估是成功的平衡杆。监测免疫相关疾病患者的免疫反应有助于我们更好地了解：①这些疾病的基础免疫病理生理学；②药物治疗对自身免疫的影响；③帮助医生和患者指导个性化的治疗策略，提供关于临床应答治疗的免疫应答和疾病预后的信息。然而，免疫抑制剂的用量与药物浓度、靶器官的功能、免疫抑制剂浓度，不是单纯的线性相关关系。不能以单一指标作为调整用药的依据，而应该结合临床并进行全面的评估。

免疫状态评估首先应从患者对药物的疗效和副作用的宏观角度入手，如患者的疾病活动评分、自身抗体水平，移植患者主要器官功能的改善、移植物活检，药物的毒副作用如严重的感染、CNI类的肾毒性、高血糖、高血压、骨髓抑制等，糖皮质激素带来的骨质疏松、胃肠道副作用等。从免疫功能的微观角度，如免疫抑制剂血药浓度测定、外周血淋巴细胞亚群分型检测、Cylex免疫细胞功能评估（ImmuKnow ATP测定）、自身抗体定量水平、体液免疫、细胞因子定量、补体等水平的监测。与此同时，随着该领域单细胞水平上检测技术的推动，如高灵敏度流式细胞术、单细胞基因组学、单细胞代谢组学和蛋白质组学等，新的免疫监测工具和方法也推动了免疫监测更精准、更具个性化。

免疫监测的时机上，启动免疫抑制剂治疗前，建议对患者进行至少基线免疫水平的评估。在后续的持续治疗过程中，根据不同药物的作用持续时间，以及淋巴细胞、免疫球蛋白生存半衰期等，合理选择监测时间并评估。而当患者发生疾病活动或复发、排斥反应、严重感染等情况时，应随时监测免疫功能水平。

第五节　药物基因组学指导下的免疫抑制剂的合理用药

药物基因组学是从基因组角度探讨基因的遗传变异对药物治疗效果的影响。在免疫抑制剂的应用中，患者基因型的检测还不能替代传统的TDM，但是基因多态性的研究确实从基因水平为免疫抑制剂在临床上的合理应用提供了一种更为精准的参照和标准。通过检测患者基因型，在术前就制定免疫抑制剂的初始给药方案，不仅提高了疗效，减少了不良反应，还降低了治疗费用，是实现个体化用药的重要手段。

CsA主要由肝脏CYP3A4、CYP3A5等酶代谢，由多药耐药相关基因MDR1转运清除。尽管遗传多态性对CsA的影响尚需进一步研究，但在CYP3A4、CYP3A5以及MDR1活性降低的患者中，初始剂量可从低剂量开始，然后通过血药浓度监测达到目标剂量。

FK506吸收无明显规律、治疗窗窄、不同个体体内代谢利用度有较大差异（4%~89%），达到的免疫抑制效应与产生药物代谢毒性反应各不相同。FK506主要由肝脏CYP3A4、CYP3A5等酶代谢，其中CYP3A5多态性显著影响FK506血浆及组织药物浓度，进而影响其疗效和不良反应。CYP3A5*3（rs776746）等位基因导致CYP3A5酶活性缺失或下降，中国人群发生率为65%~76%。大量研究报告均证实CYP3A5野生型（*1/*1）或突变型杂合子（*1/*3），酶活性增强，可迅速代谢FK506，造成血药浓度下降，且FK506所需剂量在CYP3A5*1/*1和CYP3A5*3/*3患者中均显著高于CYP3A5*3/*3患者。

硫唑嘌呤在体内的代谢跟TPMT、ITPA、NUDT15等基因有关，这些基因也具有多态性，当发生突变时酶活性减弱，会导致硫唑嘌呤毒性代谢产物在体内积聚，产生严重的骨髓抑制毒性。霉酚酸类药物口服后在体内转化为MPA，MPA被进一步代谢为MPAG，然后通过UGT代谢为AcMPAG。基因多态性主要集中在UGT和ABCC2上，其突变会降低MPA的生成，使AUC和谷浓度均显著降低。尽管研究结果尚未完全应用于临床，但也能够为制定合理的MPA给药剂量及方案提供一个有效的参考。

此外，糖皮质激素相关股骨头坏死的基因、环磷酰胺和甲氨蝶呤相关的叶酸代谢基因、生物制剂相关的TNF-α基因多态性等，均有较多的临床研究，但结果还存在一定的争议，尚未完全应用于临床。在临床诊疗和药物治疗过程中，需准确把握药物基因检测对临床的指导意义，不可过度检测，但在条件允许和患者充分知情时，可利用药物基因多态性结果，给患者制定更加个体化的精准治疗方案，使患者能够获益。

第六节　免疫抑制剂类药物的不良反应监测与管理

1.内分泌系统并发症的管理　免疫抑制剂的使用可导致糖尿病的发生。糖皮质激素诱导胰岛素抵抗和损伤外周葡萄糖摄取，而钙调磷酸酶抑制剂（CNI）能抑制胰岛素的生成并对胰岛 B 细胞产生直接毒性作用。因此，在使用免疫抑制剂前应对糖尿病危险因素进行筛查和评估，并常规进行血糖监测以明确基础血糖状态。调整免疫抑制剂方案，糖皮质激素尽快减量或者选择对糖代谢影响较小的激素，将他克莫司转换成环孢素 A，或在不影响治疗效果的前提下，尽可能减少或者停用此类药物。而提前采取有效的预防措施，如用药前的筛查与血糖监测、免疫抑制剂的优化选择、降糖药物的干预、生活方式干预以及健康教育等，可降低糖尿病的发生风险，增加逆转或者缓解的机会。

2.心血管并发症管理　风湿免疫病可增加患心血管疾病的风险，而心血管疾病又是风湿病患者死亡的首要原因，因此有效的预防和治疗心血管并发症非常重要。除疾病本身的损害，药物的治疗也对风湿免疫病患者伴发心血管疾病起着重要的作用，如非甾体抗炎药可加重心血管疾病，糖皮质激素可引起水钠潴留，导致容量符合增大而影响血压，也会导致心血管疾病恶化。CNI 类尤其是环孢素，可引起高血压。mTOR 抑制剂如西罗莫司导致的高脂血症最常见，糖皮质激素与环孢素次之，他克莫司较少。另外，甲氨蝶呤和羟氯喹可能通过调节炎症因子对心脏有保护作用，目前研究发现生物制剂对心血管疾病也有保护作用。发现心血管并发症时，尽量采取非药物治疗，建议坚持健康生活方式。必须实施药物治疗时，需注意与免疫抑制剂之间的相互作用。

3.感染的预防与治疗管理　由于糖皮质激素和免疫抑制剂的长期使用，感染成为自身免疫性疾病和器官移植术后的首位死亡原因。免疫抑制剂的使用造成细胞免疫和体液免疫缺陷，机会感染风险增加。由于自身免疫性疾病本身的发病特点以及免疫抑制剂的使用，使得感染的许多方面都不同于普通感染，诊断更加困难，发热、血象、感染指标、局部症状等表现并不典型。因此，感染问题十分复杂，常需综合治疗，包括抗感染治疗、免疫抑制方案调整、外科引流、生理屏障功能的维护等。抗感染治疗的方式有目标性治疗、预防性治疗、经验性治疗和先发治疗。经验性治疗前推荐获取标本送培养和药敏筛查，获得培养结果后再进行目标治疗，而且应根据抗菌药物的PK/PD选择合适的药物，优化给药方式，合理监测药物浓度，达到最佳的抗菌效果，减少抗菌药物的副作用。而针对一些特殊的感染，如器官移植后CMV感染，可预防性使用更昔洛韦6个月，耶氏肺孢子菌可选择复方磺胺甲噁唑预防6~12个月或终身。而对于肝炎病毒，应尽量选择对病毒再激活风险较小的免疫抑制剂，无其他方案选择时，需同时启动抗病毒治疗。在免疫抑制剂群体中，侵袭性真菌感染的风险增高，主要致病菌为念珠菌和曲霉菌，而随着三唑类药物的广泛使用，耐药率逐年提高。一旦发生真菌感染，其治疗疗程较长，需特别关注三唑类与免疫抑制剂之间的相互作用，免疫抑制剂提前减量，并及时监测浓度。同时，监测三唑类抗菌药物本身的肝毒性、视网膜毒性等。

4. 血液系统并发症管理 风湿免疫病可累及任何脏器，而血液系统是最常受累的系统之一。血液系统受累复杂多样，最常见的是贫血、白细胞减少和血小板减少三种类型。免疫抑制剂是控制原发病和减轻脏器受累的主要治疗药物，而较多的免疫抑制剂同时存在血液毒性，在临床治疗过程中需谨慎鉴别，密切监测，如硫唑嘌呤、霉酚酸和西罗莫司等，因具有骨髓抑制，可导致三系降低的副作用；对于叶酸代谢酶活性较低的患者，甲氨蝶呤、环磷酰胺同样可引起抗淋巴细胞抗体、抗CD52抗体、抗CD20抗体等，可导致粒细胞和血小板减少；较常合用的ACEI/ARB类药物、更昔洛韦和磺胺类药物，也可导致血红蛋白降低，抗感染的利奈唑胺导致血小板减少。

5. 胃肠道功能管理 免疫抑制剂、大剂量糖皮质激素、NSAIDs等药物的使用或者联用，都存在较大的胃肠道并发症的风险，如上消化道出血、应激性溃疡、腹泻等。接受此类药物治疗时，需充分评估患者胃肠道功能水平，对于存在胃肠道基础疾病、联用损伤胃肠道的药物造成高危风险时，首先需合理选择免疫抑制剂方案，避免高风险药物联用，尽快减少甚至停用糖皮质激素。同时，对于存在胃肠道损伤中高风险的患者，应使用质子泵抑制剂抑酸治疗以及保护胃肠道黏膜治疗。腹泻是肾移植后常见的并发症，大多数与使用霉酚酸酯和他克莫司有关。霉酚酸酯可引起部分患者的顽固性腹泻，可考虑减量或者替换为麦考酚钠、咪唑立宾等药物。

6.肝肾功能管理 无论是肝肾移植本身，还是风湿病，免疫抑制剂以及其他合用的药物，都存在较大的肝肾毒性。CNI类是最主要和最常见的具有肾毒性的免疫制剂药物，除了直接造成毒性损伤效应外，还可在一定程度加重移植器官的缺血/再灌注损伤。风湿病患者最常用的NSAIDs药物同时存在肝肾毒性，可造成急性肾损伤，在CKD患者中不推荐使用NSAIDs药物，对乙酰氨基酚、双氯芬酸等导致的肝损伤更是常见。抗菌药物如万古霉素、氨基糖苷类的肾损伤，三唑类抗真菌药物的肝损伤等。对于已发生此类药物相关肝肾损伤时，首要原则是停用可疑药物，或免疫抑制剂减量使用，多药联合治疗，同时采取相应的、对症的保肝护肾方案。

第三章　免疫抑制剂类药物基本分类

第一节　糖皮质激素

糖皮质激素属于肾上腺皮质分泌的甾醇类化合物，多为环戊烷多氢菲的衍生物，其结构上的共同点是在C3上有酮基，C4与C5之间为双键，在C17上存在还原性的酮醇基侧链。其中，与盐皮质激素不同，糖皮质激素在C11上有氧原子，对糖的代谢作用强，而对钠及钾的作用相对较弱。

（1）适应证　急、慢性肾上腺皮质功能减退（包括肾上腺危象）、腺垂体功能减退及肾上腺次全切除术后用作替代疗法。

严重感染并发的毒血症，如中毒性痢疾、中毒性肺炎、暴发型流行性脑脊髓炎、暴发性肝炎等。

自身免疫性疾病，如风湿热、风湿性心肌炎、风湿性及类风湿关节炎、全身性红斑狼疮、结节性动脉周围炎、皮肌炎、自身免疫性贫血和肾病综合征等，一般采用综合疗法。异体器官移植术后产生的免疫排异反应也可用糖皮质激素。

过敏性疾病，如荨麻疹、花粉症、血清病、血管神经性水肿、过敏性鼻炎等；缓解急性炎症的各种症状，并可防止某些炎症的后遗症；各种原因引起的休克。

血液系统疾病，如白血病、恶性淋巴瘤、再生障碍性贫血、白细胞及血小板减少等。

其他疾病，包括关节劳损、剥脱性皮炎、溃疡性结肠炎及甲状腺危象等。

（2）用法用量　糖皮质激素的用法用量伴随着不同类别具体药物的相对效价及等效剂量不同而发生变化，其主要用药方法包括大剂量冲击疗法、一般剂量长期疗法、小剂量代替疗法以及局部用药。

大剂量冲击疗法用于严重中毒性感染及各种休克，宜短期内用大剂量，如氢化可的松首剂可静脉滴注200~300mg，1日量可达1g以上，用药时间一般不超过3日。

一般剂量长期疗法用于结缔组织病、肾病综合征、顽固性支气管哮喘、各种恶性淋巴瘤、淋巴细胞性白血病等。一般开始用泼尼松10~20mg或等效剂量其他糖皮质激素，每日3次。产生疗效后，逐渐减少到小维持剂量，持续数月。值得注意的是，对于已使用糖皮质激素控制的某些慢性疾病，可改用隔日给药，并于早晨8时一次性顿服。这种给药方法对下丘脑、垂体、肾上腺皮质抑制较轻，不良反应较少。其中，隔日服药以泼尼松和泼尼松龙较好。

小剂量代替疗法即每日给生理需要量，该用法不同于免疫抑制治疗，在本节不作详述。

糖皮质激素的外用制剂可以用于眼病和皮肤疾病的免疫抑制剂或抗炎治疗。

常见皮质激素类药物的相对效价及等效剂量如表3-1。

表3-1　常见皮质激素类药物的相对效价及等效剂量

药物	抗炎作用	钠潴留作用	抗炎等效剂量（mg）
氢化可的松	1	1	20
可的松	0.8	0.8	25
泼尼松	4	0.8	5
泼尼松龙	4	0.8	5
甲泼尼龙	5	0.5	4
曲安西龙	5	很小	4
地塞米松	25	很小	0.75
倍他米松	25	很少	0.6

（3）药物相互作用　糖皮质激素可使血糖升高，减弱口服降血糖药或胰岛素的作用。

苯巴比妥、苯妥英钠、利福平等肝药酶诱导剂可加快皮质激素的代谢，故皮质激素需适当增加剂量。

皮质激素与噻嗪类利尿药或两性霉素B均能促使排钾，合用时需注意补钾。

糖皮质激素可使水杨酸盐的消除加快而降低其疗效。此外，皮质激素与NSAIDs类抗炎药物合用更易致使消化性溃疡。

糖皮质激素可使口服抗凝药效果降低，两药合用时需增加抗凝药物的剂量并注意监测凝血功能。

部分三唑类抗真菌药物，如伊曲康唑会升高甲泼尼龙的血药浓度并加强其肾上腺抑制作用，合用时应注意减少激素的用量。此外，伊曲康唑对布地奈德也有类似的影响。地尔硫䓬可以降低甲泼尼龙的清除率。

需要注意的是，在糖皮质激素中，甲泼尼龙是细胞色素 P450 酶（CYP）的底物，其主要经CYP3A4酶代谢。CYP3A4是成人肝脏内最丰富的CYP亚家族中占主导地位的酶。它催化类固醇的6β-羟基化，这是内源性的和合成的皮质类固醇基本的第一阶段代谢。许多其他化合物也是CYP3A4的底物，通过CYP3A4酶的诱导（上调）或者抑制，其中一些（以及其他药物）显示能够改变糖皮质激素的代谢。

第二节　钙调磷酸酶抑制剂与mTOR抑制剂

（1）适应证　主要用于肾、肝、心、肺、骨髓及造血干细胞移植的抗排异反应，可与肾上腺皮质激素或其他免疫抑制剂合用，也可用于治疗类风湿关节炎、系统性红斑狼疮、肾病型慢性肾炎、自身免疫性溶血性贫血、银屑病、葡萄膜炎等自身免疫性疾病；涂西罗莫司的血管内洗脱支架用于减少冠状动脉支架置入术后再狭窄的发生；依维莫司除常规免疫抑制作用外，亦可用于晚期肾癌的治疗。

他克莫司软膏剂用于非免疫受损且因潜在危险而不宜使用传统疗法或对传统疗法反应不充分、或无法耐受传统疗法的中到重度特应性皮炎患者的治疗。

环孢素滴眼液用于预防和治疗眼角膜移植术后的免疫排斥反应。

（2）用法用量　钙调磷酸酶抑制剂与mTOR抑制剂的用法用量随不同的剂型、治疗疾病、治疗阶段以及根据个体外治疗药物监测与药物基因组学进行精细化调整。其中，环孢素口服制剂应在固定时间给药且给药时间和进餐时间的间隔应固定，以减小个体内的血药浓度变化。需注意，环孢素未改良型口服溶液应在室温下与牛奶或橙汁混合同服，而改良性口服溶液应与水、橙汁或苹果汁混合服用，具体需参照说明书用法服用。他克莫司速释制剂应在固定时间间隔12小时空腹服用，他克莫司缓释制剂最好在晨间固定时间给药，且不可咀嚼、掰开或压碎药片服用。

环孢素和他克莫司的剂量和目标浓度因具体的疾病而异。本部分以实体器官移植受者的剂量为例。决定钙调磷酸酶抑制剂的初始剂量时，应考虑到药物的相互作用、饮食、移植后经过的时间、药动学、有无感染、药物毒性和（或）排斥反应，应在给予初始剂量后监测血药浓度。大多数移植中心在即将开始移植前或移植后24小时内开始钙调磷酸酶抑制剂治疗。部分中心会在血清肌酐值减至移植前的50%或患者大量排尿时才开始使用钙调磷酸酶抑制剂。根据改善全球肾脏病预后组织（Kidney Disease：Improving Global Outcomes，KDIGO）发布的指南推荐，不应在移植肾开始发挥功能时才给予钙调磷酸酶抑制剂。具体用量如下：

环孢素改良型制剂治疗非自身免疫性疾病时，环孢素改良型的初始剂量为4~10mg/（kg·d），口服，分2次给予。多数临床医生会从较低剂量开始使用，并根据血药浓度做出调整。首次剂量可在移植后的24小时内给予。在新近移植受者中，改良型环孢素的初始剂量与未改良型环孢素相同，但优选改良型环孢素。

他克莫司的常用剂量为0.1~0.2mg/（kg·d），口服，分2次给予。多数临床医生会从较低剂量开始使用，并根据血药浓度做出调整。药品说明书推荐的他克莫司初始剂量如下：对于还接受吗替麦考酚酯加IL-2受体拮抗剂的肾移植受者，初始剂量为0.1mg/（kg·d）；对于应用硫唑嘌呤（而不是吗替麦考酚酯）的肾移植受者，初始剂量为0.2mg/（kg·d）；成人肝移植受者的初始剂量为0.1~0.15mg/（kg·d）；成人心脏和肺移植受者的初始剂量为0.075mg/（kg·d）。

对于正接受吗替麦考酚酯、糖皮质激素和巴利昔单抗诱导的患者，应在再灌注前或移植术完成后48小时内给予他克莫司缓释胶囊，剂量为0.15~0.2mg/（kg·d）。对于接受吗替麦考酚酯和糖皮质激素但不使用巴利昔单抗诱导的患者，应于再灌注前的12小时内给予单剂他克莫司缓释胶囊0.1mg/kg，然后在术前给药至少4小后至再灌注后12小时内给予单剂0.2mg/kg，之后的剂量为0.2mg/（kg·d）。对于第一次肾移植患者，他克莫司缓释片的推荐起始剂量为0.14mg/（kg·d）并用抗体诱导。

（3）药物相互作用（表3-2）

表3-2　常见药物相互作用

药物相互作用的常见类型	相互作用药物的例子	缺乏适当的非相互作用替代方案时的治疗方法
抑制CYP3A代谢和（或）P-gp外排的药物的共同给药可增加免疫抑制剂血清浓度，导致显著毒性	• 胺碘酮 • ART促进剂（如利托那韦、考比司他） • 唑类抗真菌药（如氟康唑、泊沙康唑、伏立康唑） • HIV蛋白酶抑制剂（如阿扎那韦、奈非那韦、沙奎那韦） • 大环内酯类抗生素 • 非二氢吡啶类钙通道阻滞剂 • 奥比他韦-帕利他匹韦-利托那韦联合或不联合达沙布韦（一种HCV，直接作用抗病毒方案） • 葡萄柚汁	• 密切监测免疫抑制剂浓度和毒性体征（如震颤和头痛） • 可能需要大量，包括先发制人的免疫抑制剂剂量减少（例如，如果与HIV蛋白酶抑制剂同时给药，平均而言，只需要标准剂量的环孢菌素的25%） • 根据产品标签，某些组合被认为是禁忌的；有关详细信息，请参阅相应的主题综述 • CYP3A和P-gp抑制剂的列表在UpToDate中作为单独的表格提供
诱导CYP3A代谢和（或）P-gp外排的药物的共同给药可降低免疫抑制剂血清浓度，增加器官排斥的风险	• 抗惊厥药物，酶诱导（如卡马西平，磷苯妥英，苯巴比妥，苯妥英，扑米酮） • 恩杂鲁胺 • 萘夫西林 • 利福霉素（如利福布汀、利福平、利福喷丁） • 贯叶连翘	• 密切监测免疫抑制剂血清浓度和器官排斥迹象 • 可能需要显著增加免疫抑制剂剂量 • 酶诱导可能需要长达2周才能达到最大效果，并且在停用相互作用药物后持续长达2周。临床显著效果可以在开始使用CYP诱导剂后数小时至数天内发生 • CYP3A和P-gp诱导剂的列表在UpToDate中作为单独的表格提供
肾毒性药物与环孢素或他克莫司联合给药可引起累加性或协同性肾损伤	• 氨基糖苷类 • 两性霉素B • 秋水仙碱 • 非甾体抗炎药	• 应避免环孢素和他克莫司与其他潜在肾毒性药物同时给药 • 建议与秋水仙碱一起使用的剂量调整可在UpToDate中包含的Lexicomp专论中找到
增加血清钾的药物与环孢素或他克莫司共同给药可能导致严重的高钾血症	• 血管紧张素转换酶抑制剂/急性逆转录病毒抑制剂 • 阿米洛利 • 螺内酯 • 氨苯蝶啶 • 甲氧苄啶、甲氧苄啶-磺胺甲噁唑	• 密切监测血清钾水平
环孢素与西罗莫司共同给药可增加西罗莫司浓度	• 环孢素	• 西罗莫司与环孢菌素分开给药4小时；在环孢素一致的时间给予西罗莫司 • 密切监测免疫抑制剂血清浓度

药物相互作用的 常见类型	相互作用药物的例子	缺乏适当的非相互作用替代 方案时的治疗方法
他汀类药物与环孢 素联合给药可增加 他汀类药物水平和 肌毒性风险	●阿托伐他汀 ●洛伐他汀 ●匹伐他汀 ●瑞舒伐他汀 ●辛伐他汀	●普伐他汀和氟伐他汀是首选，因为 相互作用减少 ●在接受他汀类药物治疗的患者中， 他克莫司可能优于环孢素 ●环孢素和辛伐他汀不应一起使用 ●某些组合被认为是禁忌证，或者在 产品标签中建议他汀类药物每日剂 量限制；有关详细信息，请参阅 UpToDate中包含的Lexicomp各论

由于此类药物间存在复杂的相互作用，因此在联合用药时需考虑环孢素、他克莫司、西罗莫司以及吗替麦考酚酯之间的相互作用。

第三节 抗细胞增殖类免疫抑制剂

（1）适应证 吗替麦考酚酯适用于接受同种异体肾脏或肝脏移植患者的预防器官排斥反应。可与环孢素、他克莫司及糖皮质激素同时使用，也可用于不能耐受其他免疫抑制剂或疗效不佳的类风湿关节炎、全身性红斑狼疮、原发性肾小球肾炎、银屑病等自身免疫性疾病治疗。

硫唑嘌呤主要用于器官移植时抗排异反应，多与糖皮质激素合用，或加用抗淋巴细胞球蛋白。也可广泛用于类风湿关节炎、系统性红斑狼疮、自身免疫性溶血性贫血、特发性血小板减少性紫癜等自身免疫性疾病。对于慢性肾炎及肾病综合征，其疗效不及环磷酰胺。由于其不良反应较多且严重，对上述疾病的治疗不作为首选药物，通常是在单用皮质激素不能控制时才使用。

咪唑立宾用于抑制肾移植时的排异反应，其效果与硫唑嘌呤相当，而骨髓抑制等不良反应较硫唑嘌呤小。也可用于肝移植和自身免疫性疾病。

来氟米特用于治疗风湿性关节炎、系统性红斑狼疮等自身免疫性疾病，有改善病情的作用。亦用于器官移植抗排异反应。

（2）用法用量 吗替麦考酚酯预防排斥剂量应于移植72小时内开始服用。成人肾移植患者，推荐口服剂量为1g（日剂量为2g）。虽然在临床试验中用过每次1.5g（日剂量为3g），且是安全和有效的，但在肾脏移植中并没有效果上的优势。每天接受2g吗替麦考酚酯的患者在总的安全性上比接受3g的患者要好。成人肝脏移植患者推荐口服剂量为0.5~1g（每天剂量为1~2g）。在肾脏、心脏或肝脏移植后应尽早开始口服吗替麦考酚酯治疗。食物对麦考酚酸（MPA）药–时曲线下面积（AUC）无影响，但使MPA C_{max} 下降40%。因此推荐吗替麦考酚酯空腹使用。但是对稳定的肾脏移植患者，如果需要，吗替麦考酚酯可以和食物同服。伴有严重肝实质病变的肾脏移植患者不需做剂量调整。但是，其他原因的肝脏疾病是否需要做剂量调整不清楚。对伴有严重肝实质病变的心脏移植患者尚无数据。对于有严重慢性肾功能损害［肾小球滤过率小于25ml/（min·1.73m²）］的肾移植患者，度过了术后早期后，应避免使用的剂量大于每次1g（日剂量为2g）。而且这些患者要严密观察。

如果出现中性粒细胞减少（中性粒细胞计数绝对值＜$1.3 × 10^3/\mu L$），吗替麦考酚酯应暂停或减量，进行相应的诊断性检查和适当的治疗。

硫唑嘌呤口服每日1~3mg/kg，一般每日100mg，一次服用，可连服数月。用于器官移植患者，每日2~5mg/kg，维持剂量为每日0.5~3mg/kg。

咪唑立宾口服初始剂量为每日2~3mg/kg，维持剂量为每日1~2mg/kg，每日分2~3次服用。一般须在器官移植后连续服用3个月，可根据病情适当调整。用于类风湿关节炎每日剂量为300mg。

来氟米特治疗系统性红斑狼疮及银屑病关节炎，成人口服一次20mg，每日1次；病情控制后可以10~20mg/d维持。用于器官移植患者，负荷剂量为200mg/d，维持剂量为40~60mg/d。根据《中国国家处方集（化学药品与生物制品卷）》（儿童版）推荐，儿童口服剂量：体重＜20kg，为隔日10mg；体重20~40kg，为每日10mg；体重＞40kg，为每日20mg。

（3）药物相互作用　含有吗替麦考酚酯的联合免疫抑制方案转换时需谨慎，因为部分药物可以影响MPA肝肠循环，例如将环孢素转换为他克莫司、西罗莫司或贝拉西普，则可以避免干扰MPA的肝肠循环；或者反之，则可能导致MPA暴露的变化。其他可以干扰MPA肝肠循环的药物，例如考来烯胺，由于其可能会降低本品的血浆水平和有效性，也应慎用。当转换联合治疗时（例如，从环孢素转换为他克莫司，或反之亦然），或者为了确保高免疫风险患者（例如，排斥风险，抗生素治疗）获得充分的免疫抑制时，可能需要对MPA进行治疗药物监测。不推荐本品和硫唑嘌呤联合使用，因为两者都可能引起骨髓抑制，联合给药没有进行临床研究。

硫唑嘌呤与别嘌醇、巯嘌呤等合用时，可抑制硫唑嘌呤的代谢，增加其疗效和毒性；而硫唑嘌呤能够增强琥珀胆碱的神经–肌肉阻滞作用并减弱筒箭毒碱的神经–肌肉阻滞作用。

第四节　烷化剂与抗叶酸类免疫抑制剂

临床常用的烷化剂与抗叶酸类免疫抑制剂类药物包括环磷酰胺与甲氨蝶呤。

（一）适应证

环磷酰胺作为免疫抑制剂使用，可用于进行性自身免疫性疾病，如类风湿关节炎、银屑病关节炎、系统性红斑狼疮、硬皮病、全身性脉管炎（例如伴有肾病综合征）、重症肌无力、自身免疫性溶血性贫血、冷凝集素病以及器官移植时的免疫抑制治疗。

甲氨蝶呤作为免疫抑制剂使用，可用于严重的、泛发性的顽固性牛皮癣（包括关节炎性牛皮癣）及自身免疫性疾病（如类风湿关节炎）。

（二）用法用量

1.环磷酰胺的常用剂量分为口服给药制剂与注射给药制剂。

片剂：口服每日2~4mg/kg，连用10~14天，休息1~2周重复。儿童常用量：口服每日2~6mg/kg，连用10~14天，休息1~2周重复。

注射剂：①持续治疗：3~6mg/（kg·d）（相当于120~240mg/m²体表面积）；②间断性治疗：10~15mg/（kg·d）（相当于400~600mg/m²体表面积）间隔2~5天；③对于大剂量的间断性治疗和大剂量冲击治疗（如对于骨髓移植前冲击）：20~40mg/（kg·d）（相当于800~1600mg/m²体表面积）间隔21~28天。④急性髓性、慢性髓性和急性淋巴细胞性白血病同种异体骨髓移植前预处理：环磷酰胺联合全身放疗或白消安，60mg/（kg·d），连续2日静脉注射。⑤严重再生障碍性贫血同种异体骨髓移植前预处理：环磷酰胺单药或联合抗胸腺细胞球蛋白，50mg/（kg·d），连续4日静脉注射；若出现范可尼贫血，则环磷酰胺静脉注射的每日剂量应从50mg/（kg·d）减量至15~20mg/（kg·d），并连续使用4日。⑥严重肝、肾功能损害的患者，需减少给药剂量：血浆胆红素在3.1~5mg/100ml时，应减少25%剂量；肾小球滤过率低于10ml/min，应减少50%剂量。

2.甲氨蝶呤的常用剂量分为口服给药制剂与注射给药制剂。

片剂

（1）口服成人一次5~10mg，一日1次，每周1~2次，一疗程安全量为50~100mg。

（2）用于急性淋巴细胞白血病维持治疗，一次15~20mg/m²，每周一次。

注射剂

恶性肿瘤和血液肿瘤：低剂量，单次用药，100mg/m²；高剂量，单次用药，1000mg/m²以上。

（1）常规甲氨蝶呤治疗，不需CF解救：①15~20mg/m²（i.v.）每周两次；②30~50mg/m²（i.v.）每周一次；③15mg/（m²·d）（i.v.，i.m.）连用5天，2~3周后重复用药。

（2）中剂量甲氨蝶呤治疗：①50~150mg/m²（i.v.），不需CF解救，2~3周后重复用药。②240mg/m²（i.v.输注超过24小时），需要CF解救，4~7天后重复用药。③0.5~1.0g/m²（i.v.输注36~42小时以上），需CF解救，2~3周后重复用药。

（3）大剂量甲氨蝶呤治疗，需CF解救：①1~12g/m²（i.v.滴注1~6小时），1~3周后重复用药。②椎管内或心室内注射甲氨蝶呤，15mg/m²为大剂量。椎管内注射每2~3天一次，每次0.2~0.5mg/kg或8~12mg/m²；症状消失后，该为每周或每月间歇给药，直至脑脊液正常。椎管内预防性滴注最好每6~8周一次。③对肾功能不全患者，应慎重考虑治疗的风险，必要时相应减少剂量。④治疗严重的、难治性的顽固牛皮癣，包括关节性牛皮癣和其他自身免疫性疾病：常用10~25mg甲氨蝶呤。每周一次，剂量以患者状况而定。⑤难治性风湿性关节炎的治疗：首次用药5~15mg肌内注射，每周一次。以后每周可递增5mg至25mg（最大剂量）。

（三）药物相互作用

环磷酰胺可使血清中假胆碱酯酶减少，使血清尿酸水平增高，因此，与抗痛风药如别嘌呤醇、秋水仙碱、丙磺舒等同用时，应调整抗痛风药物的剂量。此外，也加强了琥珀胆碱的神经-肌肉阻滞作用，可使呼吸暂停延长。环磷酰胺可抑制胆碱酯酶活性，因而延长可卡因的作用并增加毒性。大剂量巴比妥类、皮质激素类药物可影响环磷酰胺的代谢，同时应用可增加环磷酰胺的急性毒性。

甲氨蝶呤与乙醇同用，可增加肝脏的毒性；用于痛风或高尿酸血症患者应相应增加别嘌呤醇等药剂量；与其他抗凝药慎同用；与保泰松和磺胺类药物同用后，因与蛋白质结合的竞争，可能会引起甲氨蝶呤血清浓度的增高而导致毒性反应的出现；口服卡那霉素可增加口服甲氨蝶呤的吸收，而口服新霉素钠可减少其吸收；与弱有机酸和水杨酸盐等同用，可抑制甲氨蝶呤的肾排泄而导致血清药浓度增高，继而毒性增加，应酌情减少用量；氨苯蝶啶、乙胺嘧啶等药物均有抗叶酸作用，如与甲氨蝶呤同用可增加其毒副作用；与氟尿嘧啶同用，或先用氟尿嘧啶后用本品均可产生拮抗作用，如先用本品，4~6小时后再用氟尿嘧啶则可产生协同作用。甲氨蝶呤与左旋门冬酰胺酶合用也可导致减效，如用后者10日后用甲氨蝶呤，或于甲氨蝶呤用药后24小时内给左旋门冬酰胺酶，则可增效而减少对胃肠道和骨髓的毒副作用。有报道如在用甲氨蝶呤前24小时或10分钟后用阿糖胞苷，可增加甲氨蝶呤的抗癌活性。

第五节　生物制剂类免疫抑制剂

生物制剂类免疫抑制剂主要介绍单抗类，包括英夫利昔单抗、阿达木单抗、乌司奴单抗。

1. 适应证　英夫利昔单抗用于类风湿关节炎、克罗恩病、瘘管性克罗恩病、强直性脊柱炎、银屑病及成人溃疡性结肠炎的治疗。

阿达木单抗用于类风湿关节炎、强直性脊柱炎以及银屑病的治疗。

乌司奴单抗适用于对环孢素、甲氨蝶呤或补骨脂素联合紫外线A（PUVA）等其他系统性治疗不应答、有禁忌或无法耐受的成年中重度斑块状银屑病患者。

2. 用法用量　英夫利昔单抗、阿达木单抗和戈利木单抗是靶向肿瘤坏死因子-α（TNF-α）的单克隆抗体。这些药物对克罗恩病有效，对溃疡性结肠炎（UC）也发挥重要作用，因此学者在UC患者中开展了英夫利昔单抗（和其他抗肿瘤坏死因子药物）的临床试验。UC患者的结肠黏膜高水平表达TNF-α。使用这些药物的依据在于TNF-α的多种生物活性可能直接参与炎症性肠病的发病机制及相关免疫系统失调。

除了临床观察，监测抗肿瘤坏死因子药物疗效还可采用治疗药物监测

（检测血药谷浓度、抗药抗体）以及测定生物标志物水平（C-反应蛋白、粪钙卫蛋白）。必要时，结合治疗药物监测需要测定血药谷浓度和抗药抗体，以优化抗肿瘤坏死因子药物在炎症性肠病（inflammatory bowel disease，IBD）患者中的应用。治疗药物监测的患者选择以及基于监测的抗肿瘤坏死因子治疗调整。

建议的目标血药谷浓度主要基于有关维持治疗的横断面研究：英夫利昔单抗≥5μg/ml；阿达木单抗≥7.5μg/ml。

3.药物相互作用

（1）与其他生物制品同时给药　不推荐英夫利昔单抗与其他用于治疗与英夫利昔单抗相同病症的生物制品的组合：在同时使用阿那白滞素和另一种肿瘤坏死因子阻滞剂依那西普的临床研究中观察到严重感染和中性粒细胞减少症，与单独使用依那西普相比，没有额外的临床益处。由于同时使用依那西普和阿那白滞素治疗所观察到的不良反应的性质，同时使用阿那白滞素和其他肿瘤坏死因子阻滞剂也可能导致类似的毒性。因此，不推荐同时使用英夫利昔单抗和阿那白滞素。在临床研究中，与单独使用肿瘤坏死因子阻滞剂相比，同时使用肿瘤坏死因子阻滞剂和阿巴西普会增加感染风险，包括严重感染，但没有增加临床获益。因此，不推荐同时使用英夫利昔单抗和阿巴西普。关于同时使用英夫利昔单抗与用于治疗与英夫利昔单抗相同病症的其他生物制品的信息不充分。由于感染风险增加的可能性，不推荐英夫利昔单抗与这些生物制品同时使用。

（2）甲氨蝶呤和其他伴随药物　尚未进行特定的药物相互作用研究，包括与甲氨蝶呤的相互作用。类风湿关节炎或克罗恩病临床研究中的大多数患者接受了一种或多种伴随药物治疗。在一项临床试验中，大约一半患者的伴随药物包括MTX以及NSAIDs、叶酸和皮质类固醇。同时使用MTX可能会降低抗英夫利昔单抗抗体产生的发生率并增加英夫利昔单抗浓度。

（3）免疫抑制剂　与接受免疫抑制剂治疗的患者相比，接受免疫抑制剂治疗的克罗恩病患者倾向于经历较少的输注反应。血清英夫利昔单抗浓度似乎不受基线使用药物治疗克罗恩病的影响，包括皮质类固醇、抗生素（甲硝唑或环丙沙星）和氨基水杨酸盐。

（4）细胞色素P450底物　在慢性炎症期间，细胞因子（如TNF-α、IL-1、IL-6、IL-10、IFN）水平升高可能会抑制CYP450酶的形成。因此，预计对拮抗细胞因子活性的分子，如英夫利昔单抗，CYP450酶的形成可以正常化。用治疗指数窄的CYP450底物治疗患者中开始或者停用英夫利昔单抗，建议监测作用（如华法林）或药物浓度（如环孢菌素或茶碱）和药物产品的个体剂量，根据需要进行调整。

（5）活疫苗/治疗感染剂　建议不要与英夫利昔单抗同时给予活疫苗。还建议婴儿出生后至少6个月在子宫内暴露于英夫利昔单抗后不要给予活疫苗。建议治疗感染剂不要与英夫利昔单抗同时给予。

第六节　中药类与其他类免疫抑制剂

本类药物主要包括羟氯喹、白芍总苷、雷公藤多苷及昆仙胶囊等。

（1）适应证　羟氯喹的主要适应证包括治疗类风湿关节炎，青少年慢性关节炎，盘状和系统性红斑狼疮以及由阳光引发或加剧的皮肤病变。

白芍总苷适应证为类风湿关节炎。

雷公藤多苷适应证为祛风解毒、除湿消肿、舒筋通络，有抗炎及抑制细胞免疫和体液免疫等作用。用于风湿热瘀，毒邪阻滞所致的类风湿关节炎，肾病综合征，白塞三联征，麻风反应以及自身免疫性肝炎等。

昆仙胶囊适应证为补肾通络，祛风除湿。主治类风湿关节炎属风湿痹阻兼肾虚证。症见关节肿胀疼痛，屈伸不利，晨僵，关节压痛，关节喜暖畏寒，腰膝酸软，舌质淡，苔白，脉沉细。

（2）用法用量　羟氯喹为口服片剂，常规给药方案为首次剂量每日400mg，分次服用。当疗效不再进一步改善时，剂量可减至200mg维持。如果治疗反应有所减弱，维持剂量应增加至每日400mg。应使用最小有效剂量，不应超过6.5mg/（kg·d）（自理想体重而非实际体重算得）或400mg/d，甚至更小量。

白芍总苷常规用法为口服，一次0.6g（2粒），一日2~3次。

雷公藤多苷的常规用法为口服，1~1.5mg/（kg·d），分3次饭后服用。

昆仙胶囊常规用法为口服，一次2粒，一日3次饭后服用。一般12周为1疗程。

（3）药物相互作用　羟氯喹较少发生显著的药动学药物相互作用，大多数证据表明其延长QTc间期的风险更低。

雷公藤多苷与昆仙胶囊说明书中未见关于药物相互作用的详细描述。

第四章　常见含免疫抑制剂类药物处方审核要点

第一节　含免疫抑制剂类药物处方审核常见问题

一、适应证不适宜

适应证不适宜在含免疫抑制剂类药物的处方中主要表现在处方药品与临床诊断不符以及超药品说明书适应证用药的情况。例如，糖皮质激素具有抑制自身免疫的药理作用，但并不适用于所有自身免疫性疾病的治疗，如慢性淋巴细胞浸润性甲状腺炎（桥本病）、1型糖尿病、寻常型银屑病等。对于基层医疗单位，针对糖皮质激素等药物，仍存在一定程度的滥用情况。例如，开具含有糖皮质激素类药物的处方用于常规解热以降低体温，应用糖皮质激素预防输液反应等等。此类药物滥用问题在本书中亦归入适应证不适宜项下进行举例与点评。

免疫抑制剂类药物的超药品说明书用药现象在临床实际用药中普遍存在，随着涉及免疫系统疾病诊疗的发展，逐年呈现增多的态势。特别是对于系统性红斑狼疮、肾病综合征、狼疮性肾炎、再生障碍性贫血、原发性免疫性血小板减少症等疾病的治疗，尽管部分药物的使用符合国内外相关临床诊疗指南或专家共识等证据的支持，属于正当理由超说明书用药，但需做好医疗机构的超说明书用药备案，并且在临床使用中特别是针对儿童、孕产妇及老人的临床使用中注意可能引起的药源性不良反应。

二、遴选药品不适宜

遴选药品不适宜是指在适应证适宜的基础上，对于同类药物选择未考虑药物间差别情况下导致的处方不适宜情况。根据处方审核要点，遴选药品不适宜包括以下几种。

（1）药品适应证适宜，但特殊人群禁用的　以糖皮质激素为例，对于儿童、妊娠期妇女及哺乳期妇女，在使用上与其他常规人群均存在一定的差异性。

①儿童：儿童长期应用糖皮质激素更应严格掌握适应证和妥当选用治疗

方法。应根据年龄、体重（体表面积更佳）、疾病严重程度和患儿对治疗的反应确定糖皮质激素治疗方案。更应注意密切观察不良反应，以避免或降低糖皮质激素对患儿生长和发育的影响。

②妊娠期妇女：大剂量使用糖皮质激素者不宜怀孕。孕妇慎用糖皮质激素。特殊情况下临床医师可根据情况决定糖皮质激素的使用，例如慢性肾上腺皮质功能减退症及先天性肾上腺皮质增生症患者妊娠期应坚持糖皮质激素的替代治疗，严重的妊娠疱疹、妊娠性类天疱疮也可考虑使用糖皮质激素。

③哺乳期妇女：哺乳期妇女应用生理剂量或维持剂量的糖皮质激素对婴儿一般无明显不良影响。但若哺乳期妇女接受中等剂量、中程治疗方案的糖皮质激素时不应哺乳，以避免经乳汁分泌的糖皮质激素对婴儿造成不良影响。

（2）药品选择与患者性别、年龄不符　如对于育龄青年女性及男性，应避免使用烷化剂来进行免疫抑制治疗。

（3）患者有药物禁忌的疾病史。

①存在以下疾病史的不可使用糖皮质激素类药物：对糖皮质激素类药物过敏，严重精神病史，癫痫，活动性消化性溃疡，新近胃肠吻合术后，骨折，创伤修复期，单纯疱疹性角结膜炎及溃疡性角膜炎、角膜溃疡，严重高血压，严重糖尿病，未能控制的感染（如水痘、真菌感染），活动性肺结核，较严重的骨质疏松，妊娠初期及产褥期，寻常型银屑病。

若有必须用糖皮质激素类药物才能控制疾病，挽救患者生命时，如果合并上述情况，可在积极治疗原发疾病、严密监测上述病情变化的同时，慎重使用糖皮质激素类药物。

②慎重使用糖皮质激素的情况：库欣综合征、动脉粥样硬化、肠道疾病或慢性营养不良的患者及近期手术后的患者慎用。急性心力衰竭、糖尿病、有精神病倾向、青光眼、高脂蛋白血症、高血压、重症肌无力、严重骨质疏松、消化性溃疡病、妊娠及哺乳期妇女应慎用，感染性疾病必须与有效的抗菌药合用，病毒性感染患者慎用；儿童也应慎用。

③未根据不同疾病和各种糖皮质激素的特点正确选用糖皮质激素品种。按作用时间分类，可分为短效、中效与长效三类。短效药物如氢化可的松和可的松，作用时间多在8~12小时；中效药物如泼尼松、泼尼松龙、甲泼尼龙，作用时间多在12~36小时；长效药物如地塞米松、倍他米松，作用时间多在36~54小时。

三、药品剂型或给药途径不适宜

（1）药品剂型不适宜　如可选择局部给药进行免疫抑制剂治疗时选择全身用药。

对于皮炎湿疹类皮肤病、红斑鳞屑性皮肤病、自身免疫性皮肤病、皮肤血管炎、非感染性肉芽肿、皮肤淋巴细胞浸润症、白癜风、斑秃、血管瘤、增生性瘢痕、皮肤T细胞淋巴瘤等皮肤软组织疾病的免疫抑制治疗，应首选外用糖皮质激素类药物而非口服或静脉注射等用法全身使用。对于慢性阻塞性肺疾病（COPD）等呼吸系统炎症相关疾病，亦推荐采用雾化吸入代替全身用药以避免可能造成库欣综合征等不良反应。肾病综合征常伴有低白蛋白血症（≤30g/L）、水肿和高脂血症。除此之外，在痛风急性期亦可选择糖皮质激素局部封闭抗炎镇痛治疗，但不宜全身给药。

需要注意的是，对糖皮质激素外用时需关注潜在的过敏反应及皮肤感染情况。各种皮肤感染，如真菌、细胞等，一般认为是糖皮质激素外用的相对禁忌，需充分控制原发病并评估风险。

（2）给药途径不适宜　未按照说明书用法给药的，将不可静脉注射的制剂静脉注射甚至配制后静脉滴注。

部分免疫抑制剂类药物可能同时存在多种剂型，如布地奈德有吸入用混悬液、粉吸入剂、喷雾剂等。有些药物可能同种剂型存在不同给药方式的不同制剂。如乌司奴单抗注射液有皮下给药及静脉输注两种不同的制剂，不可交叉混用。

四、用法用量不适宜

1.疗程过长或过短　以糖皮质激素为例，不同的疾病糖皮质激素疗程不同，一般可分为以下几种情况。

（1）冲击治疗　疗程多小于5天。适用于危重症患者的抢救，如暴发型感染、过敏性休克、严重哮喘持续状态、过敏性喉头水肿、狼疮性脑病、重症大疱性皮肤病、重症药疹、急进性肾炎等。冲击治疗须配合其他有效治疗措施，可迅速停药，若无效大部分情况下不可在短时间内重复冲击治疗。

（2）短程治疗　疗程小于1个月，包括应激性治疗。适用于感染或变态反应类疾病，如结核性脑膜炎及胸膜炎、剥脱性皮炎或器官移植急性排斥反应等。短程治疗须配合其他有效治疗措施，停药时需逐渐减量至停药。

（3）中程治疗　疗程3个月以内。适用于病程较长且多器官受累性疾病，如风湿热等。生效后减至维持剂量，停药时需要逐渐递减。

（4）长程治疗　疗程大于3个月。适用于器官移植后排斥反应的预防和治疗及反复发作、多器官受累的慢性自身免疫病，如系统性红斑狼疮、溶血性贫血、系统性血管炎、结节病、大疱性皮肤病等。维持治疗可采用每日或隔日给药，停药前亦应逐步过渡到隔日疗法后再逐渐停药。

（5）终身替代治疗　适用于原发性或继发性慢性肾上腺皮质功能减退症，并于各种应激情况下适当增加剂量。

2.给药频次不合理　对于长效糖皮质激素，如地塞米松分次给药；对于使用甲氨蝶呤应每周给药时选择了每日给药；对于中药类免疫抑制剂，亦需按照说明书中推荐的用法用量进行给药。

3.给药时间不适宜　根据时辰用药，如皮质激素宜采用早晨8~9点1次给药或隔日早晨1次给药，疗效较好。

4.用药剂量过大或不足　如甲氨蝶呤用于强直性脊柱炎的治疗中超过了每周的最大剂量；在进行钙调磷酸酶抑制剂类药物治疗、药物监测的前提下未按照目标浓度进行用药剂量的调整。

5.溶媒选择不适宜　不同的注射剂均有说明书中规定的溶媒体系，不可随意进行输液冲兑。

6.溶媒容量不适宜　如英夫利昔单抗需每0.1g冻干粉以10ml注射用水稀释后，再放大稀释到最终体积为250ml的生理盐水中，不得以溶解后的英夫利昔单抗注射用水溶液稀释冻干粉，也不得擅自改变英夫利昔单抗最终滴注总体积。

7.不同适应证用法用量不适宜　例如糖皮质激素在不同免疫抑制治疗目的下的剂量范围差异较大。

8.药品停药方法不适宜　糖皮质激素减量应在严密观察病情与糖皮质激素反应的前提下进行个体化处理，要注意可能出现的停药反应和反跳现象。

五、联合用药不适宜或有配伍禁忌及重复用药

（1）同类药物，相同作用机制的药物合用　例如，环孢素与他克莫司同

属于钙调磷酸酶抑制剂，作用机制一致，不适合联合使用。除全身用药外，糖皮质激素类外用制剂也不宜联合使用。

（2）不需联合用药而采用联合用药的情况 根据专科指南或专家共识推荐可以单药治疗时，一般不需联合用药。需要注意的是，由于处方中可以获得的临床信息有限，除非有明确的不需联合用药的指征，需与临床医生进行沟通，明确联合用药的适宜性。

（3）药物配伍使用时，能发生浑浊、沉淀、产生气体及变色等外观异常的现象等理化反应的 例如，地塞米松与维生素B_6配伍输液会出现沉淀。两药的浓溶液在同一容器中混合可产生混浊或沉淀。主要由于维生素B_6 pH 2.5~4.0，地塞米松pH 7.0~8.5，两者结合产生沉淀。故两者不应同时配伍使用。

对于绝大部分免疫抑制剂类注射剂，均不应与其他药物同时进行同瓶溶媒配伍输注。并且，由于大部分注射剂与其他药物合用时的物理生化兼容性研究有限，因此，需参照说明书，避免与其他药物同时输液。

（4）药品配伍使副作用或毒性增强，引起严重不良反应 部分免疫抑制剂存在较为显著的肝毒性或肾毒性，当同时配伍潜在导致肝肾毒性的其他药物时，易引起严重的不良反应。如环磷酰胺与两性霉素B联用时，有增加肾毒性发生的风险，也有引起支气管痉挛和低血压的潜在风险。

（5）药品配伍使治疗作用过度增强，超出了机体所能耐受的能力，也可引起不良反应，乃至危害患者等 免疫抑制剂类药物与诸多药物存在复杂的相互作用，特别是P-gp底物类药物或者经CYP450代谢的药物。临床较为常见的由于联合用药相互作用的药物为钙调磷酸酶抑制剂与mTOR抑制剂。例如，西罗莫司与奈玛特韦/利托那韦配伍可显著增加西罗莫司的药物水平，进而增加由于西罗莫司血药浓度升高可能引起的不良反应。因此，在临床上不建议合并用药。如果必须使用奈玛特韦/利托那韦，则需停用西罗莫司，并在西罗莫司末次给药后24~48小时开始使用奈玛特韦/利托那韦。监测奈玛特韦/利托那韦末次给药后1~2天的西罗莫司血药浓度，如果超过治疗水平，则继续停用西罗莫司直至浓度恢复至治疗水平，并推荐以基线剂量的50%恢复西罗莫司给药。

（6）药品配伍使治疗作用减弱或药品的稳定性降低 以糖皮质激素为例，

不可与糖皮质激素类药物联用的药物包括：排钾利尿药，如呋塞米、布美他尼、托拉塞米、氯噻酮、吲达帕胺、氢氯噻嗪、碳酸酐酶抑制剂等。糖皮质激素与这些排钾利尿药联用，可导致严重的低血钾，并且糖皮质激素的水钠潴留作用会减弱利尿药物的利尿效应；抗真菌药，如两性霉素B为抗人体深部组织真菌感染的药物，与糖皮质激素类药物合用，会导致或加重低血钾，使真菌病灶扩散，还会造成肝损害等。酮康唑、伊曲康唑可抑制糖皮质激素在体内的消除，抗真菌药物会抑制肝药酶对糖皮质激素在肝脏中的代谢，还有可能使内源性肾上腺皮质功能受到抑制，出现不良反应；抗癫痫药，如苯妥英钠、巴比妥等。这类药物为肝药酶诱导剂，可促使糖皮质激素类药物在肝脏中的排泄，使糖皮质激素类药物药效降低；抗菌药，包括氨基糖苷类药物如与糖皮质激素合用，同样会导致糖皮质激素的作用降低，因氨基糖苷类等也为肝药酶诱导剂，也可使糖皮质激素类药物在肝脏中的代谢加快。氯霉素可使糖皮质激素效力增强，氯霉素为肝药酶抑制药，抑制糖皮质激素在肝脏中的代谢。此外，糖皮质激素可使甲硝唑从体内排泄加快，与肝药酶有关；解热消炎镇痛药，如阿司匹林、吲哚美辛、双氯芬酸、布洛芬、酮洛芬、萘普生等与糖皮质激素联用，易导致消化性溃疡等并发症。糖皮质激素可使水杨酸盐的消除加快，疗效也降低，与对乙酰氨基酚合用，可增加对肝脏的毒性；降糖药，糖皮质激素可促进糖异生，减少外周组织对葡萄糖的摄取与利用，从而使血糖升高，减弱口服降血糖药物或胰岛素的作用；糖皮质激素与强心苷联用，能增加洋地黄毒性及心律失常的发生，是由于糖皮质激素的水钠潴留和排钾作用而致；蛋白质同化激素，如甲睾酮、司坦唑醇、达那唑、丙酸睾酮等，蛋白质同化激素与糖皮质激素合用，可增加水肿的发生率，诱发或加重痤疮。

重复用药一般包括同一药物成分但不同通用名的药物一起处方；含有相同主要成分的复方制剂联用以及药理作用相同的药物重复使用。如，同一张处方中开具了两种以上糖皮质激素的滴眼滴或外用乳膏；同一张处方中具有两种药物商品名不同或相同，且通用名相同的药物处方等。需要注意的是，在审核重复给药处方中，当发现处方中有两种通用名相同的药物，需要优先查看其使用方法是否一致。如，钙调磷酸酶抑制剂类药物可能根据患者实际情况，在每天两次的给药中，早上与晚上的剂量存在差异，临床医生在开具门诊处方或医嘱时会分开开具，对于这种情形，如果在处方中明确使用时间的区别，则认为并非重复给药。相反，对于某些尽管通用名不一致，但实际起效成分相同或属同类的药物，也需明确其重复给药的情况。例如，霉酚酸类药物的常见制剂中包括吗替麦考酚酯与麦考酸钠两种。

第二节　适应证不适宜

一、适应证不适宜的基本概念

根据《医院处方点评管理规范（试行）》中规定，适应证是指药物根据其用途采用准确的表述方式，明确用于预防、治疗、诊断、缓解或者辅助治疗某种疾病或者症状。在制定治疗方案和开具处方时，药物的适应证应与患者病理、病因、病情、临床诊断相符合；处方开具药品的适应证、功能主治、作用与用途与临床诊断或病情不符时，认为是适应证不适宜。

二、适应证不适宜的产生原因

对于免疫抑制剂类药物，产生适应证不适宜最常见的原因包括糖皮质激素的滥用以及循证证据等级较低的超说明书用药，其他原因还包括临床医生在开具处方时漏写或少写应使用免疫抑制剂类药物的相关临床诊断依据。除此之外，免疫抑制剂类药物在使用过程中经常会与其他类药物联用以治疗除免疫抑制治疗之外的疾病。临床医生在开具处方，特别是门诊处方时，有时会漏写患者的次要诊断，因此对于治疗其他疾病的药品，也需要注意在处方的临床诊断中，是否明确写明。

三、查询免疫抑制剂用药的适应证

免疫抑制剂类药物种类繁多，不同免疫抑制剂的适应证以及同一种免疫抑制剂不同剂型的适应证往往存在区别，因此，需要药师在涉及含有免疫抑制剂类药物的处方审核中严控相关用药的适应证。

对于常规用药，免疫抑制剂的适应证应以药品说明书为最主要参考依据，即处方中的临床诊断应符合药品说明书中关于适应证相关的内容或描述。需要注意的是，对于通用名相同的药品，需根据具体处方中药品以及剂型、规格，参考相一致的说明书，不可忽略其适应证方面的差别。对于超说明书用药的情况，即药品说明书中未包含临床诊断适应证时，应参考相关权威诊疗指南或相关超说明书用药指南及专家共识，在与临床医生确认用药的必要性后，综合判定用药的适宜性。

广东省药学会持续10余年进行超说明书药物的整理与循证评估工作，其中，不乏涉及免疫抑制剂类药物超说明书用药方法收于其更新的目录中。如英夫利昔单抗超说明书用于6岁以上儿童的用法，尽管在我国说明书中暂未列出，但美国FDA批准英夫利昔单抗用于6岁或以上人群的溃疡性结肠炎，并且欧洲克罗恩病和结肠炎组织ECCO/ESPGHAN《儿童溃疡性结肠炎的管理》（2018年）中也有此推荐。2022年广东省药学会发布的《超药品说明书用药目录》中，其他主要的免疫抑制剂类药物超说明书临床使用循证依据如表4-1所示。

表4-1　主要免疫抑制剂超说明书临床使用循证依据

通用名	适应证	具体用法	依据以及参考文献
泼尼松	慢性阻塞性肺疾病（急性加重）	对需住院治疗的急性加重期患者可考虑口服泼尼松每日40mg，连续5天	1. GOLD 慢性阻塞性肺疾病全球倡议：COPD诊断、治疗与预防全球策略（2021） 2.中华医学会.临床诊疗指南·呼吸病学分册（2009版）.人民卫生出版社
泼尼松	类风湿关节炎	参见FDA说明书	1.FDA批准泼尼松用于治疗成人及青少年类风湿关节炎 2.广东省药学会/广东省药学会风湿免疫用药专家委员会.风湿免疫疾病（类风湿关节炎）超药品说明书用药专家共识（2017版）
地塞米松	预防化疗药物所致呕吐	根据不同的化疗方案使用不同的剂量，用法用量详见指南	1.NCCN.临床实践指南：止呕（2021.V1版） 2.中国抗癌协会癌症康复与姑息治疗专业委员会、中国临床肿瘤学会抗肿瘤药物安全管理专家委员会.中国肿瘤治疗相关呕吐防治指南（2014版） 3.中国抗癌协会肿瘤临床化疗专业委员会.肿瘤药物治疗相关恶心呕吐防治中国专家共识（2019版）
地塞米松	用于早产促胎肺成熟	详见指南	1.中华医学会妇产科学分会.早产的临床诊断与治疗指南（2014） 2.美国妇产科学院产科实践委员会.产前皮质类固醇治疗促胎儿成熟专家共识（2017版）

通用名	适应证	具体用法	依据以及参考文献
地塞米松	非感染性后葡萄膜炎的治疗	参见FDA说明书	1.FDA批准地塞米松植入剂用于非感染性后葡萄膜炎 2.欧洲抗风湿病联盟EULAR《2018 update of the EULAR recommendations for the management of Behcet's syndrome》（2018）
地塞米松	糖尿病黄斑水肿的治疗	参见FDA说明书	1.FDA批准地塞米松植入剂用于糖尿病黄斑水肿 2.英国国家卫生与临床优化研究所NICE《Dexamethasone intravitreal implant for treating diabetic macular edema》（2015）
环孢素	系统性红斑狼疮	按体重每日3~5mg/kg,分2次口服	1.欧洲抗风湿病联盟EULAR建议：系统性红斑狼疮的管理（2019） 2.中华医学会风湿病学分会.《中国系统性红斑狼疮诊疗指南》（2020） 3.英国风湿病学会BSR：成人系统性红斑狼疮的管理指南（2017） 4.中华医学会风湿学分会.《临床诊疗指南·风湿病分册》
环孢素	干燥综合征	按体重每日2.5~5mg/kg,分2次口服	1.欧洲抗风湿病联盟EULAR建议：干燥综合征的局部和全身治疗（2019） 2.中华医学会风湿学分会《干燥综合征诊断及治疗指南》（2010） 3.中国医师协会风湿免疫科医师分会干燥综合征学组《原发性干燥综合征诊疗规范》（2020） 4.英国风湿病学会BSR《成人原发性干燥综合征的管理指南》（2017）
环孢素	重度溃疡性结肠炎	按体重2~4mg/（kg·d）,静脉滴注	1.欧洲克罗恩病和结肠炎组织ECCO《溃疡性结肠炎循证共识》（2017） 2.欧洲克罗恩病和结肠炎组织ECCO《炎症性肠病感染的预防、诊断和管理》（2021） 3.中华医学会消化病学会《炎症性肠病诊断与治疗的共识意见》（2018）
环磷酰胺	肉芽肿性多血管炎	常用剂量1~3mg/（kg·d）,也可用环磷酰胺200mg,隔日一次,病情平稳者1mg/（kg·d）维持,严重病例按$0.5 \sim 1.0 g/m^2$静脉冲击治疗,每3~4周1次,同时还可以每天口服环磷酰胺100mg	中华医学会风湿学会《韦格纳肉芽肿病诊断和治疗指南》（2011）

续表

通用名	适应证	具体用法	依据以及参考文献
他克莫司	治疗原发性肾病综合征	参见指南	1.KDIGO肾小球疾病指南《KDIGO Clinical Practice Guideline for Glomerulonephritis》 2.《中国成人肾病综合征免疫抑制治疗专家共识2014》
他克莫司	狼疮性肾炎	参见指南	1.KDIGO肾小球疾病指南《KDIGO Clinical Practice Guideline for Glomerulonephritis》 2.《狼疮性肾炎诊治循证指南（2016）》 3.《中国狼疮肾炎诊断和治疗指南（2019）》 4.《他克莫司在狼疮肾炎中应用的中国专家共识（2017）》
他克莫司	预防心脏移植术后的移植物排斥反应	参见FDA说明书	1.FDA批准他克莫司用于预防心脏移植术后的移植物排斥反应 2.2015美国心脏协会科学声明：抗体介导的心脏移植排斥的诊断和管理
他克莫司	重症肌无力	3.0mg/d，分2次空腹口服，或按体重0.05~0.10mg/（kg·d），可根据血药浓度监测结果调整剂量	1.中国免疫学会神经免疫学分会.中国重症肌无力诊断和治疗指南（2020） 2.美国重症肌无力基金会（MGFA）.重症肌无力管理国际共识（2016）
甲氨蝶呤	类风湿关节炎[对一线治疗（包括足剂量NSAIDs）效果欠佳或不耐受]	口服、肌内注射、关节腔内或静脉注射均有效，每周给药1次，常用剂量为7.5~20mg/w	1.FDA批准甲氨蝶呤用于对一线治疗（包括足剂量NSAIDs）效果欠佳或不耐受的成人严重类风湿关节炎 2.欧洲风湿病联盟.欧洲风湿病联盟关于类风湿关节炎治疗的指南（2009） 3.中华医学会风湿学分会.临床诊疗指南·风湿病分册 4.中华医学会风湿学分会.类风湿关节炎诊疗规范（2022） 5.中华医学会风湿学分会.中国类风湿关节炎诊疗指南（2018） 6.广东省药学会.风湿免疫疾病（类风湿关节炎）超药品说明书用药专家共识（2014） 7.中国医师协会风湿免疫科医师分会.甲氨蝶呤在风湿性疾病中的应用中国专家共识（2018）

续表

通用名	适应证	具体用法	依据以及参考文献
甲氨蝶呤	系统性红斑狼疮	1.对于中度活动型系统性红斑狼疮，通常可与糖皮质激素联用甲氨蝶呤，7.5~15mg/qw 2.重型系统性红斑狼疮也可选用 3.中枢性狼疮包括横贯性脊髓炎在内，可试用地塞米松或联用甲氨蝶呤10mg鞘内注射，每周1次，共3~5次	1.中华医学会风湿学分会.临床诊疗指南·风湿病分册 2.中华医学会风湿学分会.2020中国系统性红斑狼疮诊疗指南（2020） 3.广东省药学会.风湿免疫疾病（系统性红斑狼疮）超药品说明书用药专家共识（2014） 4.中国系统性红斑狼疮研究协作组专家组.糖皮质激素在系统性红斑狼疮患者合理应用的专家共识 5.中华医学会儿科学分会免疫学组《中国儿童系统性红斑狼疮诊断与治疗指南》（2021） 6.欧洲抗风湿病联盟（EULAR）.2019系统性红斑狼疮管理建议更新
甲氨蝶呤	异位妊娠	甲氨蝶呤治疗方案可有单剂量方案、二次剂量方案、多剂量方案。 详细参见指南	1.中华医学会妇产科分会《临床诊疗指南·妇产科学分册》 2.中国优生科学协会肿瘤生殖学分会，《输卵管妊娠诊治的中国专家共识》（2019） 3.中国中西医结合学会妇产科专业委员会 输卵管妊娠中西医结合诊疗指南（2021） 4.Marret H，Fauconnier A，Dubernard G，et al：Overview and guidelines of off-label use of methotrexate in ectopic pregnancy：report by CNGOF. Eur J Obstet Gynecol Reprod Biol 2016；205：105-109.
吗替麦考酚酯	肾病综合征	成人根据病理分型MMF的剂量推荐不同。大多在0.5~1g，bid，口服 儿童：20~30mg/（kg·d），每次最大剂量不超过1g，每日两次，治疗时间12~24个月	1.改善全球肾脏病预后组织（KDIGO）临床实践指南-肾小球疾病（2021） 2.中华医学会儿科学分会肾脏学组，《儿童激素敏感、复发/依赖肾病综合征诊治循证指南》（2016） 3.中国成人肾病综合征免疫抑制治疗专家组，《中国成人肾病综合征免疫抑制治疗专家共识》（2014）
吗替麦考酚酯	系统性红斑狼疮	1~2g/d，分2次口服	1.广东省药学会《风湿免疫疾病（系统性红斑狼疮）超说明书用药专家共识》（2017） 2.欧洲抗风湿病联盟（EULAR）建议：系统性红斑狼疮的管理（2019更新版）

通用名	适应证	具体用法	依据以及参考文献
吗替麦考酚酯	与其他免疫抑制剂联合用于成人同种异体心脏移植受体器官排异反应的预防	参见FDA说明书	1.美国FDA已批准吗替麦考酚酯与其他免疫抑制剂（如环孢素和糖皮质激素）联合用于成人同种异体心脏移植受体器官排异反应的预防 2.美国心脏协会科学声明：抗体介导的心脏移植排斥的诊断和管理（2015）
吗替麦考酚酯	视神经脊髓炎谱系疾病	1.0~2.0g/d	1.中国免疫学会神经免疫分会.中国视神经脊髓炎谱系疾病诊断与治疗指南（2021） 2.伊朗神经内科相关专家小组.视神经脊髓炎谱系疾病的诊断和管理（2017）
硫唑嘌呤	炎症性肠病	欧洲共识意见推荐的目标剂量为1.5~2.5mg/（kg·d）口服，中国患者剂量为1.0~1.5mg/（kg·d）亦有效	1.欧洲克罗恩和结肠炎组织（ECCO）指南：炎症性肠病感染的预防、诊断和管理（2021） 2.中华医学会《临床诊疗指南·消化系统疾病分册》 3.中华医学会消化病学分会炎症性肠病学组《炎症性肠病诊断与治疗的共识意见（2018年）》
硫唑嘌呤	大动脉炎	每日口服2mg/kg	1.美国风湿病学会（ACR）、血管炎基金会（VF）指南：巨细胞动脉炎和大动脉炎的管理（2021） 2.中华医学会风湿病学分会《大动脉炎诊断及治疗指南》（2011）
英夫利昔单抗	银屑病关节炎	参见FDA说明书	1.美国FDA批准英夫利昔单抗用于活动性银屑病关节炎的治疗 2.欧洲抗风湿病联盟（EULAR）建议：银屑病关节炎的药物治疗（2019） 3.美国风湿病学会（ACR）联合国家银屑病基金会（NPF）：《银屑病关节炎的治疗》（2018）
阿达木单抗	银屑病关节炎	参见FDA说明书	1.美国FDA批准阿达木单抗用于活动性银屑病关节炎 2.《中国关节病型银屑病诊疗共识》（2020） 3.美国风湿病学会ACR／NPF《银屑病关节炎的治疗》（2018）

四、适应证审核要点

适应证不适宜包括所选药品与临床诊断不符、可以不采用药物治疗却使用药物或用药不符合临床收益大于不良反应的原则。对于免疫抑制剂类药物，需明确处方用药是否适用于处方所罗列的临床诊断，以判断适应证的适宜情况。

由于临床免疫抑制治疗常出现超说明书用药的情况，因此，对于超适应证用药的免疫抑制剂处方审核应把握药品超说明书使用的临床依据与循证证据。单纯从处方审核角度，审方药师需加强对超说明书用药方面的管理。一方面，超说明书用药必须有充分的高等级医学研究证据支持，遵循医学循证证据的推荐用药是免疫抑制剂类药物处方审核的重要依据。医学循证证据应包括国内外权威学会的指南、国外说明书、证据级别高的随机对照试验系统性评价或荟萃分析文献、其他对照试验、病例观察文献、专家共识等。另一方面，应配合医疗机构做好免疫抑制剂类药物超说明书用药规范的管理，建立超说明书用药目录及医嘱、处方审核规则数据库，临床应用时应基于保障患者利益最大化原则，保护患者的知情权并尊重其自主决定权。需定期对超说明书用药开展临床用药监测与评价，及时终止不安全、不合理的超适应证用法，以保障患者用药安全，降低医疗风险。在做好超说明书用药规范管理的前提下，针对免疫抑制剂类药物处方审核时，需权衡利弊，积极与临床医生沟通，结合循证医学证据提出审核意见。

对于中成药或中药来源的免疫抑制剂，应遵循中医药理论及中医药治疗学理论，处方诊断一般要求书写中医病证名称，包括中医病名、中医证名、中医病名+中医证名、现代医学疾病名+中医证名多种表述形式；少数用于治疗证候属性区分度不强的疾病或病证的中成药，只书写西医疾病名也可。需注意的是，免疫抑制剂类中成药及中药来源的药物亦应遵循其他类别药物，严格按照说明书或权威临床诊疗规范的适用范围进行处方开具及使用。

五、审方案例

处方 ❶

【处方描述】

患者信息

性别：男；年龄：53岁。有高血压、高脂血症及糖尿病病史。既往脑梗死病史1年余，患者诉手关节痛、肿、僵硬。

临床诊断：脑梗死后遗症；脾胃虚证；寒湿困脾证。

处方：

瑞舒伐他汀钙片［10mg*28 片］	口服	10.0mg	qd
吲哚布芬片［0.2g*7 片］	口服（餐后）	0.1g	bid
硫酸羟氯喹片［0.1g*14 片］	口服	0.2g	q12h
白芍总苷胶囊［0.3g*60 粒］	口服	1.0粒	bid

【处方问题】

适应证不适宜，用法用量不适宜。

【处方分析】

白芍总苷说明书适应证为类风湿关节炎，由于其可有效治疗自身免疫性炎症，故在临床应用中亦有超说明书用于其他自身免疫系统疾病的辅助联合用药中。硫酸羟氯喹的适应证为类风湿关节炎、青少年慢性关节炎、盘状红斑狼疮和系统性红斑狼疮以及由阳光引发或加剧的皮肤病变。患者出现关节痛、肿、僵硬，但未明确类风湿关节炎诊断，具处方临床诊断中仅列明脑梗死后遗症；脾胃虚证及寒湿困脾证，中医及西医的诊断中均无白芍总苷及硫酸羟氯喹的适应证，因此使用白芍总苷与硫酸羟氯喹适应证不适宜。在明确适应证不适宜的基础上，白芍总苷的常规剂量为每次0.6g，每日2~3次，因此处方中使用剂量偏低。此外，硫酸羟氯喹可能增强降血糖药物的作用，鉴于患者糖尿病的病史，可同时服用降糖药物或注射胰岛素，因此建议进行降糖类药物的剂量调整，并密切关注血糖水平。

【干预建议】

建议临床医师确认适应证，如患者确存在类风湿关节炎或者其他自身免疫系统疾病的高度可疑情况，建议医生增加或修改临床诊断。此外，需确认白芍总苷的使用剂量，并建议医生及患者关注硫酸羟氯喹与降糖类药物的药物相互作用，监测血糖水平，及时地调整药物剂量。

处方 ❷

【处方描述】

患者信息

性别：女；年龄：35岁。孕1产0，有备孕计划。

临床诊断：系统性红斑狼疮；脾胃虚证；寒湿困脾证。

处方：

泼尼松片［5mg*100片］	口服	5.0mg	qd
羟氯喹薄膜衣片［0.2g*10片］	口服	0.2g	bid
骨化三醇软胶囊［0.5μg*10粒］	口服	0.5μg	qd
白芍总苷胶囊［0.3g*60粒］	口服	2.0粒	bid

【处方问题】

适应证不适宜，糖皮质激素用法不适宜。

【处方分析】

白芍总苷说明书适应证为类风湿关节炎，由于其可有效治疗自身免疫性炎症，故在临床应用中亦有超说明书用于其他自身免疫系统疾病的辅助联合用药中。患者诊疗为系统性红斑狼疮，不具有说明书中适应证。由于糖皮质激素长期使用容易出现骨质疏松等副作用，特别是对于儿童、老年人以及女性患者，因此在处方中往往合并使用钙剂以及活性维生素D以进行补充，处方中泼尼松同与骨化三醇联用合理，但长期使用钙剂时建议患者定期查验血钙水平。由于糖皮质激素对生理轴的影响，因此一般每日一次的给药方式建议早上8~9点进行服药，故建议糖皮质激素类药物在处方开具时，与患者沟通服药时间，并在处方写明"1/早"或具体要求。

【干预建议】

建议与临床医生确认，对白芍总苷用于系统性红斑狼疮治疗进行院内的超说明书用药备案。此外，与医生沟通，明确其处方中骨化三醇使用的治疗目的与适应证，建议医生在处方的临床诊断中增加其适应证。

处方 ③

【处方描述】

患者信息

性别：男；年龄：16岁。体温39.1℃，血压129/83mmHg，心率93次/分，呼吸急促，无腹痛、腹泻，精神状态欠佳，意识清醒。

临床诊断： 发热待查，细菌感染？

处方：

地塞米松磷酸钠注射液	静滴	5.0mg	一次
0.9%氯化钠注射液	静滴	250ml	一次

【处方问题】

适应证不适。

【处方分析】

地塞米松可以降低发热患者的体温，临床表现有可以使用地塞米松作为退热剂以改善高热患者的症状。但是地塞米松属于长效的糖皮质激素，属于激素类药物，它不仅有退热的作用，还有抗炎、抗过敏、抗休克、免疫抑制等多种作用。地塞米松虽然可以改善发热症状，但是如果是感染因素引起的发热，在没有使用抗生素前，使用激素并不利于患者病情的恢复，有时甚至会干扰和掩盖病情，建议在明确诊断或者使用抗生素后应用激素。如果是风湿免疫系统疾病，使用激素则有利于患者病情恢复。发热的患者首先应明确发热的病因，在未明确诊断前，不作为退热的首选药物。患者诊断为发热待查，尚未明确引起发热的临床因素，根据糖皮质激素的使用原则，使用地塞米松磷酸钠退热不适宜。在临床，特别是基层医疗机构的门急诊诊疗中，存在不少使用糖皮质激素进行退热的情况。根据《糖皮质激素类药物临床应用指导原则》，应严控单纯以退热和止痛为目的的使用糖皮质激素，特别是在感染性疾病中以退热和止痛为目的的使用。同类不适宜的用法还包括糖皮质激素用于预防输液反应。本处方溶媒选择适宜。地塞米松磷酸钠注射液的溶媒在说明书中建议选择5%葡萄糖注射液稀释。且相关资料显示地塞米松溶解在葡萄糖注射液中比在氯化钠注射液中稳定性更好，以往考虑地塞米松会引起水钠潴留，与氯化钠注射液配伍会加重水钠潴留。但目前认为地塞米松磷酸钠在治疗剂量下稀释于0.9%氯化钠注射液与5%葡萄糖溶液中均较为稳定，且水钠潴留的影响较小，因此，可认为其溶媒选择适宜。

【干预建议】

建议临床医生先明确患者发热的原因，并告知糖皮质激素不能用于普通感染性发热的退热治疗，建议临床医生根据实际情况选择解热镇痛药进行退热，如明确或怀疑存在细菌感染，应对症或根据经验使用抗菌药物进行治疗。

处方 ❹

【处方描述】

患者信息

性别：女；年龄：65岁。

临床诊断：结缔组织病相关性间质性肺炎；肺部感染；干燥综合征；继发性抗心磷脂抗体综合征；2型糖尿病；弥漫性间质性肺病；脾胃虚证；寒湿困脾证。

处方：

曲安西龙片［4mg*24片］	口服	qd
羟氯喹薄膜衣片［0.2g*10片］	口服	q12h
白芍总苷胶囊［0.3g*60粒］	口服	bid
艾拉莫德片［25mg*14片］	口服	bid
阿司匹林肠溶片［0.1g*30片］	口服	qd
氨溴索分散片［30mg*50片］	口服	tid
氨酚双氢可待因片［（500mg：10mg）*20片］	口服	bid
乙酰半胱氨酸片［0.6g*12片］	口服	tid

【**处方问题**】

适应证不适宜。

【**处方分析**】

患者具有结缔组织病相关性间质性肺炎的主要临床诊断。结缔组织病相关性间质性肺炎是由于结缔组织病累及呼吸系统引起的免疫性肺损伤，呈急性、亚急性或慢性起病，可表现为不同的影像和组织类型。此外，患者还伴有干燥综合征、继发性抗心磷脂抗体综合征等自身免疫性疾病。对于以上几种自身免疫性疾病，常用的免疫抑制剂包括糖皮质激素、环磷酰胺、硫唑嘌呤、甲氨蝶呤、吗替麦考酚酯、羟氯喹等。因此，本处方中曲安西龙联合羟氯喹治疗合理。白芍总苷用于结缔组织病相关性间质性肺炎、干燥综合征等自身免疫病的治疗属于超说明书用药，其说明书适应证仅为类风湿关节炎，因此，适应证不适宜。曲安西龙属于皮质激素类药物，在小剂量长期使用中，建议每日早晨8点左右顿服，可进行患者用药教育。

【**干预建议**】

建议临床医生明确白芍总苷使用的必要性。如患者临床诊断中存在可疑类风湿关节炎，建议在处方临床诊断中进行补充；如患者使用白芍总苷为超药品说明书用药，临床疗效确切且确要执行超说明书应用，则建议临床医生针对白芍总苷进行超适应证备案，提供相当的循证医学证据。

处方 ❺

【处方描述】

患者信息

性别：男；年龄：57岁。

临床诊断：炎症性肌病。

处方：

碳酸钙D₃片［（钙0.6g/VD₃125IU）*30片］	口服	1.0片	qd
泼尼松片［5mg*100片］	口服	10.0mg	qd
塞来昔布胶囊［0.2g*30粒］	口服	0.2g	qd
托法替布片［5mg*28片］	口服	5.0mg	bid
骨化三醇软胶囊［0.5μg*10丸］	口服	0.5μg	qd
甲氨蝶呤片［2.5mg*16片］	口服	10.0mg	qw
通络开痹片［0.3g*12片］	口服	0.9g	1/晚
昆仙胶囊［0.3g*12粒］	口服	0.3g	bid

【处方问题】

适应证不适宜，用法用量不适宜，联合用药不适宜。

【处方分析】

炎症性肌病包括感染性肌病与自身免疫相关性肌病两种。经与临床医生沟通后，该患者为特发性炎症性肌病，属于自身免疫性疾病。对于特发性炎症性肌病治疗的首选药物为肾上腺皮质激素，考虑到地塞米松容易引起类固醇肌病，因此推荐使用泼尼松进行常规维持治疗或以大剂量甲泼尼龙冲击疗法用于重症炎症性肌病治疗。然而，长期服用糖皮质激素联合塞来昔布等非甾体抗炎药会增加患者出现消化道溃疡的风险，因此与塞来昔布联合用药不适宜，如确需使用，应权衡利弊，加用消化道黏膜保护性药物，如质子泵抑制剂及替普瑞酮等进行对症预防性治疗。对于难治性特发性炎症性肌病，可使用甲氨蝶呤进行治疗，剂量为7.5~10mg/w，可1~3次给药，适应证适宜。托法替布作为一种新型的口服JAK通路小分子抑制剂，是一种具有免疫抑制作用的免疫抑制剂，主要用于甲氨蝶呤疗效不足或对其无法耐受的中度至重度活动性类风湿关节炎的治疗，尚无对于炎症性肌病对应的适应证。因此，本处方中使用托法替布为适应证不适宜。并且，根据托法替布说明书对于用法用量的说明，当托法替布与甲氨蝶呤联合使用，两者除超适应证用药外用法用量适宜。与托法替布类似，昆仙胶囊是一种由昆明山海棠、淫羊藿、枸杞子、菟丝子为组方的中药复方制剂，是一种具有免疫抑制作用的中成药，其适应证为类风湿关节炎，中医属风湿痹阻兼肾虚证，具有补肾通络，祛风除湿的功效。本品无特发性炎症性肌病的适应性，在本处方中属于适应证不适宜。在剂量使用方面，昆仙胶囊说明书中建议该药一次2粒，一日3次，饭后服用。本处方中用药剂量偏小，用法用量不适宜。此外，根据中成药处方点评相关专家共识，建议使用中成药时，在处方的临床诊断中加入对应的中医病名和（或）证名。

【干预建议】

建议临床医生明确托法替布与昆仙胶囊在本处方使用的必要性，如确需使用，需有相应适应证，应在处方临床诊断中补充，如需超药品说明书使用，需按规定进行超说明书用药备案并纳入相应的管理中。建议临床医生考量糖皮质激素与非甾体抗炎药联用后对患者潜在消化道溃疡风险的提升，如确有联用的必要，建议针对消化道溃疡予以重点关注或药物预防性使用。对于昆仙胶囊与其他中成药在本处方中的使用，建议临床医生在处方临床诊断中添加相应的中医病名和（或）证名，并根据说明书修改昆仙胶囊的用法用量。

处方 ⑥

【处方描述】

患者信息

性别：男；年龄：39岁。

临床诊断：强直性脊柱炎；肾功能不全；乙肝病毒携带者；肠病性关节炎。

处方：

昆仙胶囊［0.3g*12粒］	口服	0.3g	bid

【处方问题】

适应证不适宜，用法用量不适宜。

【处方分析】

昆仙胶囊是由昆明山海棠、淫羊藿、枸杞子、菟丝子为组方的中药复方制剂，是一种具有免疫抑制作用的中成药，其适应证为类风湿关节炎，中医属风湿痹阻兼肾虚证，具有补肾通络、祛风除湿的功效。患者临床诊断为强直性脊柱炎，虽与类风湿关节炎同为自身免疫性疾病，但在昆仙胶囊的说明书中无强直性脊柱炎的适应性，在本处方中属于适应证不适宜。在剂量使用方面，昆仙胶囊说明书中建议该药一次2粒，一日3次，饭后服用。本处方中用药剂量偏小，用法用量不适宜。

【干预建议】

建议临床医生明确昆仙胶囊使用的适宜性，如确需使用，需进行超适应证备案并纳入超说明书用药管理。建议临床医生在含有中成药处方临床诊断中添加相应的中医病名和（或）证名，并根据说明书修改昆仙胶囊的用法用量，改为0.6g，tid。

处方 ⑦

【处方描述】

患者信息

性别：男；年龄：47岁。

临床诊断：膜性肾病；肾病综合征；2型糖尿病；高血压；高脂血症；肾虚证。

处方：

替普瑞酮胶囊［50mg*80粒］	口服	50.0mg	qd
氢氯吡格雷片［75mg*7片］	口服	75.0mg	qd
泼尼松片［5mg*100片］	口服	15.0mg	1/早
氯沙坦钾片［0.1g*7片］	口服	0.1g	qd
百令胶囊［0.5g*70粒］	口服	1.0g	tid
阿卡波糖片［50mg*30片］	嚼服	50.0mg	tid
阿托伐他汀钙片［20mg*7片］	口服	20.0mg	1/晚
达格列净片［10mg*14片］	口服	10.0mg	qd

【处方问题】

免疫抑制剂适应证适宜，其他药物用法用量不适宜。

【处方分析】

针对免疫抑制剂对应的诊断，患者临床诊断为膜性肾病与肾病综合征，通过查阅患者住院期间病历，明确患者为原发性肾病综合征。对于原发性肾病综合征、膜性肾病，根据蛋白尿及肾功能分为低危、中危及高危。对于低危患者，推荐予半年的ACEI或ARB治疗；对于中危患者，除ACEI或ARB治疗外，建议糖皮质激素和免疫抑制剂治疗；对于高危患者，建议激素加环孢素或他克莫司或霉酚酸酯治疗。患者近期尿蛋白为4.1g/d，肌酐水平略偏高，可按中危水平膜性肾病治疗，处方中选择氯沙坦钾为ARB类药物，联合使用泼尼松进行治疗，符合临床治疗规范。此外，患者处方中其他药物均具有相应处方临床诊断适应证，因此，该处方免疫抑制剂部分适应证适宜。替普瑞酮具有治疗急慢性胃炎以及胃溃疡的作用，对于同时长期服用糖皮质激素的患者，合并用黏膜保护剂可一定程度上环节可能由糖皮质激素引起的消化道溃疡。但替普瑞酮的常规用法为每日3粒，分3次饭后口服，而处方中用量偏小，需明确用药的适宜性。另外，糖皮质激素对机体的糖代谢各个环节均有较强的干扰作用，患者合并使用降糖药，需关注血糖的变化情况，及时调整用药。

【干预建议】

建议将替普瑞酮的用法调整为每日3粒，分3次饭后口服。另外，建议与医师沟通糖皮质激素合并使用降糖药的适宜性，并提示关注血糖的变化情况，根据实际情况及时调整用药。

处方 ⑧

【处方描述】

患者信息

性别：女；年龄：38岁。

临床诊断： 强直性脊柱炎；肝肾不足证；大偻（中医诊断）。

处方：

替普瑞酮胶囊［50mg*80粒］	口服	50.0mg	qd
来氟米特片［10mg*30片］	口服	10.0mg	qn
地塞米松磷酸钠注射液［(1ml∶5mg)*1支］	i.v.	1ml	once

【处方问题】

适应证不适宜（超说明书用药），用法用量不适宜。

【处方分析】

患者临床诊断为强直性脊柱炎，一般为对症抗炎及免疫抑制治疗，以缓解症状并尽量控制病情的发展为主。其中药物治疗推荐使用非甾体抗炎药止痛抗炎治疗，使用TNF抑制剂进行抗炎及免疫抑制治疗，采用甲氨蝶呤、来氟米特等缓解疾病的抗风湿药物免疫抑制治疗，以糖皮质激素进行具体治疗，并且不推荐口服或全身应用糖皮质激素。尽管临床专家共识列举来氟米特可用于强直性脊柱炎的治疗，但来氟米特的说明书中仅有类风湿关节炎、狼疮性肾炎及银屑病性关节炎的治疗，因此在本处方中属于超说明书用药。本处方用地塞米松磷酸钠注射液为局部注射给药，用于强直性脊柱炎局部炎症的缓解对症应用，属于适应证及用法适宜的情况。此外，替普瑞酮具有治疗急慢性胃炎以及胃溃疡的作用，对于同时长期服用糖皮质激素的患者，合并黏膜保护剂可一定程度上缓解可能由糖皮质激素引起的消化道溃疡。但替普瑞酮的常规用法为每日3粒，分3次饭后口服，而处方中用量偏小，需明确用药的适宜性。

【干预建议】

尽管来氟米特用于强直性脊柱炎属于适应证不适宜，但由于该药物治疗强直性脊柱炎被相关临床专家共识推荐，属于证据级别较高的超说明书用药，建议与临床医生沟通进行超说明书用药备案，并纳入管理。

处方 ⑨

【处方描述】

患者信息

性别：女；年龄：18岁。患者躯干皮肤粗糙，血清学C-反应蛋白、血沉及类风湿因子检测均为正常值。

临床诊断： 皮肤干燥综合征。

处方：

氢化可的松乳膏［10g*1支］	外用	0.2g	qd

【处方问题】

适应证不适宜。

【处方分析】

患者临床诊断为皮肤干燥综合征，且以目前的临床检测指标判定自身免疫性干燥综合征的可能性不大，亦无明显的瘙痒、红斑及湿疹等。一般可使用甘油或10%尿素软膏对症保湿处理。处方中使用氢化可的松乳膏为一种糖皮质激素类外用药物，常用于皮炎、湿疹等局部抗炎、抗过敏治疗。用于该患者的皮肤干燥综合征不适宜。

【干预建议】

建议临床医生明确处方中氢化可的松乳膏使用的必要性，如确为普通皮肤干燥综合征应避免使用糖皮质激素类药物而换用传统具有保湿作用的乳膏，以避免糖皮质激素的滥用，并降低外用糖皮质激素可能产生的不良反应。

处方 ⑩

【处方描述】

患者信息

性别：男；年龄：32岁。

临床诊断：克罗恩病。

处方：

0.9%氯化钠注射液［250ml*1袋］	i.v.gtt.	250ml	qd
地塞米松磷酸钠注射液［（1ml：5mg）*1支］	i.v.gtt.	1ml	qd
0.9%氯化钠注射液［250ml*1袋］	i.v.gtt.	250.0ml	qd
灭菌注射用水［10ml*1支］	i.v.gtt.	30.0ml	qd
英夫利昔单抗粉针［0.1g*1支］	i.v.gtt.	0.3g	qd

【处方问题】

适应证不适宜，用法用量不适宜。

【处方分析】

患者临床诊断为克罗恩病，使用英夫利昔单抗治疗适应证适宜。但使用地塞米松磷酸钠用于预防输液反应属于滥用糖皮质激素的常见情况之一。根据英夫利昔单抗说明书内容，其输液反应在临床试验中、输液中和输液结束后的2小时内,安慰剂组患者中有10%发生与输液相关的反应,药品组患者中有20%发生该反应。其中约有3%出现发热或寒战等非特异性症状,低于1%出现瘙痒或荨麻疹,1%出现心肺反应(主要表现为胸痛、低血压、高血压或呼吸困难)或瘙痒、荨麻疹和心肺反应的合并症状。约低于1%的患者出现了包括过敏、惊厥、红斑和低血压在内的严重输液反应。约3%的患者因与输液相关的反应而中断治疗。所有发生上述反应的患者无论接受治疗与否,均全部恢复。因此可认为英夫利昔单抗产生的输液反应较为轻微且可耐受,属于一般输液反应,故使用糖皮质激素预防该输液反应属于适应证不适宜。此外,在该外方中,将各药品的使用频次写为qd,即每日1次,推测应为医生开具处方时误将单次使用开具成了每日1次,可归为用法用量不适宜。

【干预建议】

建议临床医生明确糖皮质激素用于一般性输液反应属于糖皮质激素滥用的范畴,归为适应证不适宜。并建议医生将处方中给药频次改为单次使用。

处方 ⑪

【处方描述】

患者信息

性别:女;年龄:53岁。患者双手关节痛半年余,颞颌关节痛。外院查RF阳性,抗环瓜氨酸肽抗体(抗–CCP)>4703.3U/ml(↑),类风湿因子(RF)36.60IU/ml(↑)。

临床诊断:类风湿关节炎。

处方:

托法替布片[5mg*28片]	口服	5mg	bid
叶酸片[5mg*100片]	口服	10mg	qw
甲氨蝶呤片[2.5mg*16片]	口服	10mg	qw
阿达木单抗注射液[40mg/0.8ml]	皮下注射	0.8ml	once
白芍总苷胶囊[0.3g*60粒]	口服	0.6g	bid

【处方问题】

无。

【处方分析】

患者诊断为类风湿关节炎，其临床治疗目标为达到疾病缓解或低疾病活动度，最终目的是控制病情，减少致残率，改善患者的生活质量。类风湿关节炎活动期药物治疗包括非甾体抗炎药、植物药物以及抗风湿药物治疗。非甾体抗炎药可选用洛索洛芬等，改善关节红、肿、热、痛症状，但其无法消除产生炎症的根本原因。抗风湿药物是改善类风湿关节炎病情治疗的基石，亦是国内外指南共同认可的一线药物，此类药物包括甲氨蝶呤、来氟米特、羟氯喹等，经单药规范治疗未达标者，建议采用联合用药；经传统抗风湿药物治疗未达标的患者建议传统药物联合一种生物制剂，如英夫利昔单抗或阿达木单抗，和（或）联合一种靶向抗风湿药物，如托法替布、巴瑞替尼等。植物药，如白芍总苷、雷公藤多苷也可用于类风湿关节炎治疗，可改善关节肿痛症状，具有减轻炎症、延缓关节破坏等作用。因此，在本处方中，使用托法替布、甲氨蝶呤、阿达木单抗联合白芍总苷的治疗方案是符合类风湿关节炎治疗的适应证的，并且这些药物使用的用法用量适宜。由于长期使用甲氨蝶呤对体内叶酸的代谢产生一定的影响，易造成相关的不良反应，因此，处方中加用叶酸片合理。需注意的是，甲氨蝶呤联合至少每周5mg叶酸口服，应在用甲氨蝶呤后次日服用，既能减少甲氨蝶呤的副作用，又能保持甲氨蝶呤的疗效，主要是因为加用叶酸可直接向细胞提供四氢叶酸辅酶，避开甲氨蝶呤的抑制作用，以减轻其细胞的毒性作用。

【干预建议】

无干预建议。

处方⑫

【处方描述】

患者信息

性别：男；年龄：27岁。患者肾脏肿瘤，在某院右肾肿瘤切除术后，根据基因检测结果，建议服用西罗莫司抗肿瘤治疗。

临床诊断：肾肿瘤。

处方：

西罗莫司片［1mg*10片］	口服	4.0mg	qd

【处方问题】

适应证不适宜。

【处方分析】

西罗莫司适用于13岁或以上接受肾移植的患者，预防器官排斥，在说明书中无肾肿瘤相关适应证。患者临床诊断为肾肿瘤，临床上可以使用mTOR抑制剂行靶向治疗，用于一线靶向药物治疗失败的患者。常见的能够用于肾肿瘤靶向治疗的mTOR抑制剂包括依维莫司与替西罗莫司，而西罗莫司不具有治疗肾肿瘤的适应证，因此，本处方中西罗莫司治疗肾肿瘤为适应证不适宜。

【干预建议】

西罗莫司不具有治疗肾肿瘤的适应证，建议更换为依维莫司或替西罗莫司。

处方 ⑬

【处方描述】

患者信息

性别：男；年龄：11岁。因全身水肿，外院诊断为肾病综合征，未行肾活检，后开始口服强的松（最大剂量12片/日）治疗，尿蛋白一度转阴，但减量至1.5片/日时尿蛋白复现。重新加量至6片/日，尿蛋白可减少但未转阴。一个月前尿蛋白复增至3g/d，已合用MMF（每次0.5g，2次/日）。未接受环孢素、环磷酰胺、利妥昔单抗等治疗。昨日外院查尿蛋白0.7g/d。淋巴结活检提示木村病。予以西罗莫司和激素治疗缓解。患者BP 86/66mmHg，轻度库欣貌，双下肢水肿（+）。辅助检查：尿红细胞（仪器定量）15.20/μL（↑），尿蛋白（试带法初筛）PRO 阴性（-），RBC隐血（试带法初筛）ERY 阳性（+）

临床诊断：肾病综合征；木村病。

处方：

西罗莫司片［1mg*10片］	口服	2.0mg	qd

【处方问题】

适应证不适宜，遴选药物不适宜。

【处方分析】

患者临床诊断为肾病综合征以及木村病。对于原发性肾病综合征，根据蛋白尿及肾功能分为低危、中危及高危。对于低危患者，推荐给予半年的ACEI或ARB治疗；对于中危患者，除ACEI或ARB治疗外，建议行糖皮质激素和免疫抑制剂治疗；对于高危患者，建议行激素加环孢素或他克莫司或霉酚酸酯治疗。根据临床诊疗规范，不推荐单用西罗莫司进行肾病综合征的治疗。而且患者年龄为11岁，不满13岁。西罗莫司对于13岁以下的儿童用药缺乏相关研究，安全性数据有限，因此不建议用于儿童治疗。因此，本处方使用西罗莫司为适应证不适宜，并且遴选药品不适宜。木村病又叫嗜酸性粒细胞增生性淋巴肉芽肿，是一种罕见的淋巴组织增生性炎症性疾病。木村病属于良性病变，虽有较高的复发率，但患者若积极配合治疗，预后相对良好。在治疗方面主要通过细胞毒性药物治疗，局部或系统性糖皮质激素治疗。由于患者有肾病综合征病史，可能既往长期使用糖皮质激素，已出现轻度库欣貌，故不宜长期大剂量使用糖皮质激素。西罗莫司针对木村病的治疗亦未载于说明书中，属于超说明书用药，故适应证不适宜。

【干预建议】

建议明确使用西罗莫司的必要性，如确需使用，需对西罗莫司的血药浓度进行更频繁密切的监测，及时调整剂量，并持续关注儿童应用西罗莫司时可能引起的潜在不良反应。

处方 ⑭

【处方描述】

患者信息

性别：女；年龄：68岁。间断咳嗽、咳痰、气促1年余，查胸部CT提示双肺间质性肺炎，查自身抗体等未见异常。使用泼尼松15mg 1次/日+吡非尼酮300mg 口服 3次/日治疗，症状好转。目前有咳嗽、少量白色黏痰，活动耐力尚可。使用吡非尼酮治疗500mg 1次/日，泼尼松15mg 1次/日，环磷酰胺25mg 口服1次/日。主诉活动后气促较前好转，偶有咳嗽，痰难以咳出，无发热。肺通气功能检查显示肺通气功能正常。弥散功能轻度不足（ $DL_{CO}Sb=60.6\%$ ）。

临床诊断： 间质性肺炎；肺部感染。

处方：

环磷酰胺片［50mg*14 片］	口服	25mg	qd
泼尼松片［5mg*100 片］	口服	15mg	qd
碳酸氢钠片［0.5g*100 片］	口服	1.0g	qd
吡非尼酮胶囊［100mg*54 粒］	口服	600mg	tid
艾司奥美拉唑镁肠溶片［20mg*28 片］	口服	20mg	qd

【处方问题】

适应证不适宜。

【处方分析】

患者临床诊断为间质性肺炎，选择用烷化剂、激素进行免疫抑制治疗合理。但处方选用艾司奥美拉唑用于糖皮质激素可能诱发的消化道溃疡。根据应激性溃疡防治专家共识推荐，大剂量使用糖皮质激素，同时合并其他危险因素（包括重症监护室住院时间大于1周；大便潜血持续时间超过3天；合并使用非甾体抗炎药），可预防性使用质子泵抑制剂对糖皮质激素可能诱发的消化道溃疡进行预防。该患者并未使用大剂量甲泼尼龙，且并未合并其他危险因素，无使用质子泵抑制剂预防消化道溃疡的适应证。当处方中同时存在糖皮质激素与质子泵抑制剂量，需要审核患者是否有预防激素相关应激性溃疡的指征。

【干预建议】

建议医生充分考量使用艾司奥美拉唑的适宜性。

处方 ⑮

【处方描述】

患者信息

性别：女；年龄：39岁。AML异基因造血干细胞移植术后2个月余，腹泻3天，疑似消化道黏膜破坏，移植物抗宿主病（GVHD）待排。

临床诊断： 急性髓系白血病。

处方：

甲泼尼龙片［4mg*30 片］	口服	40.0mg	qd
艾司奥美拉唑镁肠溶片［20mg*7 片］	口服（餐前）	20.0mg	qd

【处方问题】

适应证不适宜。

【处方分析】

该处方使用大剂量糖皮质激素，尽管基本信息中明确患者造血干细胞移植术后状态，并且提及GVHD，但诊断中未有体现。仅针对急性髓系白血病使用大剂量激素不适宜。一般来说，常规含有糖皮质激素类处方没有选质子泵抑制剂预防消化道溃疡的指征。但根据应激性溃疡防治专家共识推荐，大剂量使用糖皮质激素，同时合并其他危险因素（包括重症监护室住院时间大于1周；大便潜血持续时间超过3天；合并使用非甾体抗炎药），可预防性使用质子泵抑制剂对糖皮质激素可能诱发的消化道溃疡进行预防。该患者使用较大剂量甲泼尼龙，尽管并未合并上述内容中的危险因素，但疑似出现GVHD及消化道黏膜破坏，具有使用质子泵抑制剂预防消化道溃疡的适应证。

【干预建议】

建议临床诊断中增加GVHD待排或造血干细胞移植术后等使用大剂量糖皮质激素适宜的适应证。

第三节 遴选药品不适宜

一、遴选药品不适宜的基本概念

根据《医院处方点评管理规范（试行）》中规定，选用的药品不适宜包括患者有使用某类药物的指征，但选用的药物相对于老年、儿童、孕妇等特殊人群，以及肝、肾功能不全的某些患者，存在潜在的不良反应或安全隐患等情况；处方开具药品是特殊人群，如妊娠期妇女、哺乳期妇女和儿童需要禁忌使用的；老年患者（代谢功能减退的）及肝肾功能不全者；药品选择与患者性别、年龄不符；患者有药物过敏史；患者有药物禁忌的疾病史；处方药品与患者疾病轻重程度不符；药品浓度和溶媒选择不适宜等情况。

其中，由于免疫抑制剂药品中涉及溶媒选择不适宜的情况与其他遴选药品不适宜情况相对独立，因此在第五节中单独详述分析。

二、遴选药品不适宜的产生原因

在免疫抑制剂的使用中遴选药物不适宜经常发生于临床免疫抑制治疗处方中，涉及糖皮质激素的处方以及用于特殊患者的处方中。对于糖皮质激素的使用，根据治疗目的和治疗阶段的不同，应选择效价强度和效应时间适宜的药物，一般认为氢化可的松为短效制剂，泼尼松、甲泼尼龙为中效制剂，地塞米松、倍他米松为长效制剂。

除根据效价强度与疗效持续时间选择糖皮质激素外，免疫抑制剂类药物在特殊人群中的特殊应用原则也是遴选药品不适宜常见的原因。对于儿童、妊娠期妇女、哺乳期妇女、老年患者、肝肾功能异常的患者，在选择用免疫抑制剂的过程需特别关注这些药物在特殊患者中使用的必要性与适宜性，应密切关注免疫抑制剂应用可能引发的不良反应。特别是对于孕产妇及哺乳期妇女，应选用对妊娠及哺乳影响较小的药物，可根据妊娠及哺乳期患者用药安全性分级进行选择。对于肝肾功能异常的患者，为了取得更高的疗效，降低不良反应，在选择药物时还需根据药动学特点进行药物遴选。例如，肝功能异常的患者，在选用中效糖皮质激素全身治疗时，宜选用泼尼松龙或甲泼尼龙替代泼尼松进行用药，主要原因为泼尼松为一种前体药物，需要体内经肝转化为泼尼松龙发挥抗炎及免疫抑制药理学作用。当肝功能异常时，泼尼松的转化率降低，治疗作用降低。

三、遴选药品审核要点

以糖皮质激素为例。

1.对于适应证适宜使用的情况

（1）儿童　儿童长期应用糖皮质激素更应严格掌握适应证和妥当选用治疗方法。应根据年龄、体重（体表面积更佳）、疾病严重程度和患儿对治疗的反应确定糖皮质激素治疗方案。更应注意密切观察不良反应，以避免或降低糖皮质激素对患儿生长和发育的影响。在使用过程中应注意观察长期接受糖皮质激素治疗儿童的生长发育，如患者治疗过程中出现生长抑制的情况，应及时改变治疗方案。一般来说，对于儿童使用激素，可采用隔日给药的策略降低不良反应。

（2）妊娠期妇女　大剂量使用糖皮质激素者不宜怀孕。孕妇慎用糖皮质激素。特殊情况下临床医师可根据情况决定糖皮质激素的使用，例如慢性肾上腺皮质功能减退症及先天性肾上腺皮质增生症患者妊娠期应坚持糖皮质激素的替代治疗，严重的妊娠疱疹、妊娠性类天疱疮也可考虑使用糖皮质激素。

（3）哺乳期妇女　哺乳期妇女应用生理剂量或维持剂量的糖皮质激素对婴儿一般无明显不良影响。但哺乳期妇女接受中等剂量、中程治疗方案的糖皮质激素时不应哺乳，以避免经乳汁分泌的糖皮质激素对婴儿造成不良影响。

2.对于存在不宜使用的情况

存在以下疾病史的不可使用糖皮质激素类药物：对糖皮质激素类药物过敏；严重精神病史；癫痫；活动性消化性溃疡；新近胃肠吻合术后；骨折；创伤修复期；单纯疱疹性角结膜炎及溃疡性角膜炎、角膜溃疡；严重高血压；严重糖尿病；未能控制的感染（如水痘、真菌感染）；活动性肺结核；较严重的骨质疏松；妊娠初期及产褥期；寻常型银屑病。

但是，必须用糖皮质激素类药物才能控制疾病，挽救患者生命时，如果合并上述情况，可在积极治疗原发疾病、严密监测上述病情变化的同时，慎重使用糖皮质激素类药物。

存在库欣综合征、动脉粥样硬化、肠道疾病或慢性营养不良的患者及近期手术后的患者慎用。急性心力衰竭、糖尿病、有精神病倾向、青光眼、高脂蛋白血症、高血压、重症肌无力、严重骨质疏松、消化性溃疡病患者及妊娠、哺乳期妇女应慎用，感染性疾病必须与有效的抗菌药合用，病毒性感染患者慎用；儿童也应慎用。

3.未根据不同疾病和各种糖皮质激素的特点正确选用糖皮质激素品种

糖皮质激素类药物按作用时间分类可分为短效、中效与长效三类。短效药物如氢化可的松和可的松，作用时间多在8~12小时；中效药物如泼尼松、泼尼松龙、甲泼尼龙，作用时间多在12~36小时；长效药物如地塞米松、倍他米松，作用时间多在36~54小时，具体如表4-2所示。

表4-2　常用糖皮质激素类药物口服制剂

类型	药品名称	规格
	醋酸可的松片	5mg，25mg
短效	醋酸氢化可的松片	20mg
	氢化可的松片	10mg，20mg

续表

类型	药品名称	规格
中效	醋酸泼尼松片	5mg
	泼尼松龙片	5mg
	醋酸泼尼松龙片	5mg
	甲泼尼龙片	4mg
	曲安西龙片	4mg
长效	倍他米松片	0.5mg
	地塞米松片	0.75mg
	醋酸地塞米松片	0.75mg

对于其他免疫抑制剂，在遴选药品适宜性处方审核中，重点从特殊人群患者的用药角度进行考虑。

钙调磷酸酶抑制剂与mTOR抑制剂类药物中，环孢素的儿童用药虽然经验有限，但大量的临床观察未发现严重的不良反应。除肾病综合征外，不建议患有其他非移植适应证的儿童使用；他克莫司在儿童用药常需要成人常规剂量的1.5~2倍才能达到与成人相近的血药浓度，需注意调整；西罗莫司在13岁以下安全性尚不明确，需结合临床权衡利弊。除非能证明利大于弊，否则不建议妊娠期与哺乳期使用环孢素、他克莫司与西罗莫司。老年患者需谨慎用药。由于肝肾功能衰退一般建议从初始给药剂量范围的低剂量开始给药，且警惕老年患者容易出现的肝肾或心功能下降的问题。

抗细胞增殖类药物中，吗替麦考酚酯具有肾移植后儿童临床使用的试验数据，但对于接受心脏或肝脏同种异体移植的儿童患者，其安全性和有效性尚未确定；尚未建立14岁以下儿童使用硫唑嘌呤的安全性与有效性数据；不建议18岁以下患者使用来氟米特。吗替麦考酚酯、硫唑嘌呤、来氟米特与咪唑立宾具有致畸效应，且可从乳汁中分泌因此禁用于妊娠期与哺乳期妇女。尚不确定此类在老年人用药是否与年轻人不同，总体原则下，老年人的剂量选择要慎重。

烷化剂与抗叶酸类药物中，环磷酰胺与甲氨蝶呤均具有致突变、致畸胎作用，可造成胎儿死亡或先天畸形，妊娠妇女禁用，且可从乳汁中排出，用药后必须中止哺乳。

生物制剂中，利妥昔单抗禁用于妊娠期与哺乳期妇女，英夫利昔单抗与阿达木单抗尽管在中等规模的研究中未观察到对妊娠期妇女的不良事件，但不推荐常规使用，英夫利昔单抗不推荐哺乳期使用，阿达木单抗在哺乳期间可以使用，对于6岁以下儿童缺乏相当临床数据，未评价有效性与安全性。

其他药物中，羟氯喹可通过胎盘。羟氯喹在妊娠期的应用资料有限。应该指出的是，治疗剂量中的4-氨基喹啉与中枢神经系统损害有关，包括耳毒性（听觉和前庭毒性、先天性耳聋）、视网膜出血和视网膜色素沉着。所以，妊娠期妇女应避免使用羟氯喹，只有经医生判断患者接受该药预防和治疗的受益大于可能的危害时才可使用。将具有放射活性标记的氯喹静脉注射至怀孕的CBA小鼠后药物可快速穿过胎盘，选择性地聚集在胎盘眼睛黑色素结构部分，且一直存留在眼部组织中直至该药从身体其他部位排除后5个月。哺乳期妇女应慎用羟氯喹，因为母乳中可分泌少量的羟氯喹，并且已知婴儿对4-氨基喹啉的毒性作用非常敏感。

对于部分免疫抑制剂儿童用药、妊娠期妇女用药及哺乳期妇女用药等级可参考表4-3。

表4-3　部分免疫抑制剂儿童、妊娠期妇女及哺乳期妇女用药等级

药物	儿童用药	妊娠期妇女	哺乳期妇女
环孢素	除肾病综合征外不建议患有其他非移植适应证的儿童使用	C	L3
他克莫司	需调整剂量	C	L3
西罗莫司	13岁以下安全性尚不明确	C	L4
吗替麦考酚酯	—	D	暂无
硫唑嘌呤	无可靠参考数据	D	L3
来氟米特	不建议18岁以下使用	X	L5
咪唑立宾	尚未确定小儿用药安全性	暂无	暂无
甲氨蝶呤	—	X	L4
环磷酰胺	儿童可用	D	L5
利妥昔单抗	—	C	L4
英夫利昔单抗	6岁以下安全性不明确	B	L3
阿达木单抗	—	B	L3
乌司奴单抗	—	B	L3
羟氯喹	—	C	L2

四、审方案例

处方 ❶

【处方描述】

患者信息

性别：女；年龄：63 岁。乙型病毒性肝炎病史 10 余年。

临床诊断： 干燥综合征。

处方：

骨化三醇胶丸［0.25μg*10 片］	口服	0.25μg	qd
泼尼松片［5mg*100 片］	口服	15mg	qd
甲氨蝶呤片［2.5mg*16 片］	口服	2.5mg	qw
恩替卡韦分散片［0.5mg*21 片］	口服	0.5mg	qd
替普瑞酮胶囊［50mg*80 粒］	口服	50mg	tid

【处方问题】

遴选药物不适宜。

【处方分析】

患者临床诊断为干燥综合征，目前尚无根治方法，主要为替代和对症治疗，理想治疗结果是抑制甚至终止患者体内的异常免疫反应，缓解患者症状，延缓疾病进展。用药治疗方面，需结合个人情况选择合适的药物，常用药物包括糖皮质激素、羟氯喹、甲氨蝶呤、硫唑嘌呤、环孢素、环磷酰胺、霉酚酸酯等，免疫球蛋白以及生物制剂，特别是 CD20 单克隆抗体的治疗。因此，在本处方中，针对干燥综合征选用糖皮质激素联合甲氨蝶呤的治疗方案是适应证适宜的。但需关注到患者为老年人，且具有 10 余年乙肝病史，在处方中亦使用恩替卡韦用来抗乙肝病毒治疗。而糖皮质激素泼尼松的药代动力学为口服后吸收迅速而完全，生物半衰期约 60 分钟，在体内可与糖皮质激素转运蛋白结合转运至全身。泼尼松本身无生物学活性，需在肝脏内转化成泼尼松龙而发挥作用。体内分布以肝脏含量最高，血浆次之，脑脊液、胸腔积液中也有一定含量，而肾和脾中较少。代谢后由尿中排出。泼尼松在肝内将 11- 酮基还原为 11- 羟基而显药理作用。患者有肝病基础，为保证更好的药物疗效，建议将泼尼松更换为泼尼松龙或甲泼尼龙进行治疗，以避开由于肝功能异常可能引起的糖皮质激素药动学异常而影响治疗效果。

【干预建议】

建议与临床医师沟通，告知肝脏基础疾病可能对泼尼松活性代谢的抑制作用，建议将泼尼松更换为甲泼尼龙治疗，另需提醒临床医师根据糖皮质激素的等效剂量调整更换至甲泼尼龙的临床用量。

处方 ❷

【处方描述】

患者信息

性别：男；年龄：8岁。体重23kg。患者精神一般。

临床诊断：青少年特发性关节炎。

处方：

甲氨蝶呤片［2.5mg*16片］	口服	20mg	qw

【处方问题】

遴选药物不适宜。

【处方分析】

患者临床诊断为青少年特发性关节炎，属于一种自身免疫疾病，针对自身免疫疾病使用甲氨蝶呤适宜，但甲氨蝶呤用于儿童则属于说明书中慎用范围，应结合临床评估使用该药的收益。对于急性多关节性青少年特发性关节炎，对一线治疗反应欠佳或不能耐受的患者，起始剂量为$20mg/m^2$，根据患儿低体重的情况，计算其体表面积约为$0.9m^2$，因此给药剂量应调整为18mg，可根据实际药品规格调整为17.5mg/w的给药方案，因此，本处方遴选药物不适宜，未考虑儿童体表面积偏低可能引起的药物过量。另外，儿童在应用甲氨蝶呤时建议同时补充叶酸以降低不良反应。

【干预建议】

建议临床医师根据患儿体表面积计算最适宜的剂量，并建议医师注意防治甲氨蝶呤不良反应，及时补充叶酸。

处方 ③

【处方描述】

患者信息

性别：男；年龄：6岁。行造血干细胞移植后，昨日发热，体温最高39.2℃，服用布洛芬后可降至正常，4~6小时体温再次升高。主诉咽痛，无流涕咳嗽，发热睡着后监测血氧94%。1个月前感染新型冠状病毒，且诱发细菌性肺炎，已予头孢托仑酯治疗后好转。神志清醒，精神尚可，咽部稍充血，双侧扁桃体Ⅰ度肿大，可见2个白点，心肺听诊未见异常。腹不胀，腹肌软，未扪及包块，无压痛，肠鸣音尚可。体重17kg。

临床诊断：造血干细胞移植术后；重型再生障碍性贫血；慢性再生障碍性贫血。

处方：

西罗莫司片［1mg*10片］	口服	2mg	qd
阿奇霉素干混悬剂［0.1g*6袋］	口服	0.1g	qd

【处方问题】

遴选药物不适宜。

【处方分析】

患者处于造血干细胞移植术后，应使用免疫抑制剂以预防抗宿主病的发生。常用的免疫抑制剂为钙调磷酸酯抑制剂与mTOR抑制剂单用或联合吗替麦考酚酯。但西罗莫司用于13岁以下低龄儿童的安全性尚未明确，并且说明书中尚无对于13岁以下儿童的剂量推荐，而他克莫司可用于各年龄段的儿童用药，所以，本处方中选择西罗莫司免疫抑制治疗为遴选药物不适宜，建议更换为环孢素或他克莫司进行治疗。需要注意的是，他克莫司与环孢素在临床应用中需要根据血药浓度情况进行剂量调整。尽管他克莫司、西罗莫司、环孢素等经CYP3A4代谢的药物与大环内酯类抗菌药物具有一定的药物相互作用，但相对于红霉素与克拉霉素，阿奇霉素对CYP3A4的抑制作用较弱，其与上述免疫抑制剂间的药物相互作用不具有显著的临床意义，因此不需进行药物相互作用下的剂量调整。

【干预建议】

建议临床医师评估选用西罗莫司治疗的适宜性，建议根据患儿实际情况调整免疫抑制剂的使用，更换为环孢素或他克莫司进行治疗，并根据治疗药物监测结果精细调整给药剂量。

处方 ④

【处方描述】

患者信息

性别：女；年龄：26岁。孕21周，在当地医院检查RF升高，有关节疼痛。抗核抗体（ANA）弱阳性（±），抗环瓜氨酸肽抗体（抗-CCP）112.0U/ml，类风湿因子（RF）200.00IU/ml，C-反应蛋白（CRP）14.17mg/L，红细胞沉降率测定（ESR）64mm/h，丙氨酸氨基转移酶（ALT）13U/L。

临床诊断： 类风湿关节炎。

处方：

阿达木单抗注射液［0.8ml∶40mg］	皮下注射	0.8ml	once

【处方问题】

遴选药物不适宜。

【处方分析】

患者处于孕中期，确诊为类风湿关节炎，使用阿达木单抗不适宜。根据阿达木单抗说明书中关于妊娠期用药的描述，大量（大约2100例）前瞻性收集的暴露于阿达木单抗的病例，生产了已知结局的活胎；包括1500多例孕早期暴露病例，未表明新生儿畸形率增加。在一项前瞻性队列登记研究中，招募了57例至少在孕早期接受阿达木单抗治疗的类风湿关节炎（RA）或克罗恩病（CD）女性患者和120例未接受阿达木单抗治疗的RA或CD女性患者。主要终点是重大出生缺陷的患病率。至少出现一个重大出生缺陷的活胎发生率分别是：接受阿达木单抗治疗的RA女性中是6/69（8.7%），未接受治疗的RA女性中是5/74（6.8%）（未校正的OR为1.31，95%CI 0.38~4.52）；接受阿达木单抗治疗的CD女性中是16/152（10.5%），未接受治疗的CD女性中是3/32（9.4%）（未校正的OR为1.14，95%CI 10.31~4.16）。RA和CD联合校正的OR考虑了基线差异是1.10（95%CI 10.45~2.73）。接受阿达木单抗治疗和未接受治疗的女性次要终点无明显差异，如自然流产、轻微出生缺陷、早产、出生体量指标和严重或机会性感染；未报告死胎或恶性肿瘤。数据的解读可能受到研究方法学的限制，包括样本量小和非随机设计。但由于阿达木单抗是TNF-α抑制剂，因此在妊娠过程中使用会对新生儿正常免疫反应产生影响。妊娠期间，仅在明确需要时使用阿达木单抗。妊娠期间接受本品的女性，其体内的阿达木单抗可能透过胎盘进入胎儿血清中，从而增加这些婴儿感染的风险。对于在子宫内暴露于阿达木单抗的婴儿，不推荐在妊娠期间最后一次注射阿达木单抗后的5个月内对婴儿接种活疫苗（例如卡介苗疫苗）。

【干预建议】

建议与临床医师沟通，换用妊娠期相对安全的免疫抑制剂进行治疗。除非临床收益大于潜在的母胎不良影响，否则建议不使用TNF-α抑制剂类药物。

处方 ❺

【处方描述】

患者信息

性别：女；年龄：22岁。备孕中。

临床诊断： 狼疮性肾炎；肝阴虚证。

处方：

甲泼尼龙片［4mg*30片］	口服	40.0mg	qd
环磷酰胺片［50mg*14片］	口服	25.0mg	qd
缬沙坦胶囊［80mg*7粒］	口服	80.0mg	bid
比索洛尔片［5mg*18片］	口服	5.0mg	qd
阿托伐他汀钙片［20mg*7片］	口服	20.0mg	qd
替普瑞酮胶囊［50mg*80粒］	口服	50.0mg	tid

【处方问题】

遴选药物不适宜。

【处方分析】

患者，22岁，属于育龄女性，选择环磷酰胺治疗狼疮性肾炎不适宜。环磷酰胺是一种烷化剂，可导致排卵异常甚至不可逆的排卵失调，伴有产生闭经、雌激素水平紊乱等严重不良反应。对于仍有生育需求的患者来说，应避免使用环磷酰胺。有生育需求的狼疮性肾炎患者，应在控制病情稳定的基础上，停用环磷酰胺大于6个月，才可考虑妊娠。

【干预建议】

建议临床医师告知患者服药期间需采取避孕措施，如患者仍有生育需求，应在病情稳定的基础上，停用环磷酰胺大于6个月。

处方 ❻

【处方描述】

患者信息

性别：女；年龄：21岁。备孕中。

临床诊断：肾移植状态；高血压病。

处方：

吗替麦考酚酯片［0.5g*20片］	口服	0.5g	bid

【处方问题】

遴选药物不适宜，用法用量不适宜。

【处方分析】

肾移植状态患者，使用吗替麦考酚酯适应证适宜，成人肾移植患者推荐口服剂量为每次1g，每日2次，因此该患者用量偏小。根据患者描述，属于育龄女性，已处于备孕状态，选择吗替麦考酚酯治疗不适宜。吗替麦考酚酯具有致突变和致畸的可能性，会增加自然流产的风险，而且如妊娠期内暴露会导致先天畸型。因此，对于育龄且仍在备孕期的患者来说，应避免使用吗替麦考酚酯。

【干预建议】

建议患者使用吗替麦考酚酯其间采取避孕措施，如患者仍坚持备孕，则应停用吗替麦考酚酯。

处方 ❼

【处方描述】

患者信息

性别：男；年龄：22岁。血小板降低。

临床诊断：混合性结缔组织病；间质性肺炎。

处方：

硫唑嘌呤片［50mg*50片］	口服	50mg	bid
甲泼尼龙片［4mg*30片］	口服	4.0mg	qd

【处方问题】

遴选药物不适宜。

【处方分析】

混合性结缔组织病是一种自身免疫性疾病，其治疗一般以对症治疗和控制病情发展为主。治疗方案和药物剂量应注意个体化的原则，并注意观察药物的不良反应。治疗可因疾病某一时期以某些表现突出而采用不同药物。总的说来，糖皮质激素对关节炎、皮疹、浆膜炎、肌炎、贫血、白细胞计数减少和血管炎有良好的疗效。对有侵袭性关节炎而无肾损害的患者可按类风湿关节炎治疗。以肺间质纤维化为主伴有肺动脉高压者，病情常较重，应积极治疗。因此该患者使用糖皮质激素以及硫唑嘌呤具有针对混合性结缔组织病的适应证。但由于患者血小板降低，硫唑嘌呤可以进一步加重血小板降低的水平，因此，对于血小板降低的患者，建议使用环孢素或吗替麦考酚酯等对造血系统影响相对较小的药物进行治疗。

【干预建议】

建议将硫唑嘌呤更换为吗替麦考酚酯。

第四节　用法用量不适宜

用法用量不适宜是指处方开具药品的用法、用量与药品监督管理部门批准的该药品说明书不符的情况。其中常见的用法用量不适宜包括疗程过长或过短；给药次数过多或过少；用药剂量过大或不足；不同适应证用法用量不适宜；手术预防用药时机不适宜；特殊原因需要调整用量而未调整用量的情况。

对于免疫抑制剂类药物，由于其往往伴有较为严重的潜在不良反应，因此，用处方中用法用量的把握非常重要。由于对免疫抑制剂类处方的审核过程中，很难判定其疾病进展阶段，也较难把握患者对免疫抑制剂的响应水平以及对其不良反应的耐受情况，因此，较难单从处方中，特别是多种免疫抑制剂联用的门诊处方中对用量进行全面的把握。尽管如此，在日常的含免疫抑制剂类药物的处方审核中，仍可发现诸多用法用量不适宜的情况。为掌握对于免疫抑制剂复杂使用下用法、用量的审核要点，审方药师需优先掌握免疫抑制剂类药物用法、用量的概念，特别是对于临床最为常用的糖皮质激素类药物剂量转换的方法。进一步，通过对常见免疫抑制剂治疗疾病的常规用法、用量进行把握，重点了解激素类及钙调磷酸酶抑制剂与mTOR抑制剂类药物剂量调整的依据与方案，将会帮助审方药师熟练掌握免疫抑制剂类药物用法、用量适宜性的审核。

一、免疫抑制剂用法用量的概念——以糖皮质激素为例

糖皮质激素是临床最常用的具有免疫抑制作用的药物，生理剂量和药理剂量的糖皮质激素具有不同的作用，应按不同治疗目的选择剂量。一般认为给药剂量（以泼尼松为例）可分为以下几种情况。①长期服用维持剂量：2.5~15.0mg/d；②小剂量：< 0.5mg/（kg·d）；③中等剂量：0.5~1.0mg/（kg·d）；④大剂量：大于1.0mg/（kg·d）；⑤冲击剂量：（以甲泼尼龙为例）7.5~30.0mg/（kg·d）。

不同糖皮质激素剂量换算关系如表4-4。

表4-4　不同糖皮质激素剂量换算关系

类别	药物	对糖皮质激素受体的亲和力	水盐代谢（比值）	糖代谢（比值）	抗炎作用（比值）	等效剂量（mg）	血浆半衰期（min）	作用持续时间（h）	对HPA轴抑制时间（d）
短效	氢化可的松	1.00	1.0	1.0	1.0	20.00	90	8~12	1.25~1.5
	可的松	0.01	0.8	0.8	0.8	25.00	30	8~12	1.25~1.5
中效	泼尼松	0.05	0.8	4.0	3.5	5.00	60	12~36	1.25~1.5
	泼尼松龙	2.2	0.8	4.0	4.0	5.00	200	12~36	1.25~1.5
	甲泼尼龙	11.9	0.5	5.0	5.0	4.00	180	12~36	1.25~1.5
	曲安西龙	1.9	0	5.0	5.0	4.00	>200	12~36	2.25
长效	地塞米松	7.1	0	20.0~30.0	30.0	0.75	100~300	36~54	2.75
	倍他米松	5.4	0	20.0~30.0	25~35	0.60	100~300	36~54	3.25

注：表中水盐代谢、糖代谢、抗炎作用比值均以氢化可的松为1计，等效剂量以氢化可的松为标准计。

二、免疫抑制剂药物常规用法用量

从用法的角度，不同类别免疫抑制剂均具有多种剂型得以区别不用的用法，本部分以口服与注射用药为参考，暂不列举外用制剂及吸入制剂的用法。

糖皮质激素、钙调磷酸酶抑制剂、烷化剂与抗叶酸类药物往往同时具有口服与注射两种用法对应的剂型；生物类免疫抑制剂仅有注射剂型；mTOR抑制剂、抗细胞增殖类药物、中药来源的免疫抑制剂在临床应中仅有口服制剂，常规用法仅为口服，在本部分不作赘述。

对于糖皮质激素的注射剂型，由于其制剂的差异以及从临床用药的适应证与安全性上进行考量，其给药方式可分为静脉滴注、静脉注射、肌内注射、关节腔注射（局部给药）以及鞘内注射。并非所有的注射液均具有以上使用方法。以糖皮质激素为例，常见的糖皮质激素类药物注射用制剂给药途径如表4-5。

表4-5　常用糖皮质激素类药物注射用制剂

类型	药品名称	给药途径				
		静脉滴注	静脉注射	肌内注射	关节腔注射	鞘内注射
短效	醋酸可的松注射液	×	×	√	×	×
	醋酸氢化可的松注射液	×	×	√	×	×
	氢化可的松注射液	√	×	√	×	×
	注射用氢化可的松琥珀酸钠	√	×	√	√	√
中效	醋酸泼尼松龙注射液	×	×	√	√	×
	注射用甲泼尼龙琥珀酸钠	√	√	√	×	×
长效	倍他米松磷酸钠注射液	√	√	√	×	×
	地塞米松磷酸钠注射液	√	√	√	√	√
	醋酸地塞米松注射液	×	×	√	√	×
	醋酸曲安奈德注射液	×	×	√	√	×
	曲安奈德注射液	×	×	√	√	×

三、审方案例

处方 ❶

【 处方描述 】

患者信息

性别：男；年龄：3岁

临床诊断：哮喘发作。

处方：

地塞米松磷酸钠注射液［（1ml∶5mg）*1支］	雾化吸入	5.0mg	一次	
0.9%氯化钠注射液［10ml*1袋］	雾化吸入	10ml	一次	
盐酸丙卡特罗口服液［（60ml∶0.3mg）*1支］	口服	4ml	bid	

【 处方问题 】

用法用量不适宜（给药途径不适宜）。

【 处方分析 】

患者为3岁儿童，哮喘发作，根据《儿童支气管哮喘诊断与防治指南（2016年版》说明，对于小于6岁儿童哮喘的长期治疗，最有效的治疗药物是吸入型糖皮质激素。但地塞米松注射液不能用于雾化。吸入型糖皮质激素是治疗气道急、慢性炎症的常用药物。吸入型糖皮质激素的选择不能随意使用全身用糖皮质激素替代，如地塞米松注射液。地塞米松为水溶性，全身吸收广泛，其分子较大，多沉积在大气道，肺内沉积率低，局部抗炎作用弱，且因是长效类激素，可持久抑制下丘脑–垂体–肾上腺素轴，故《糖皮质激素雾化吸入疗法在儿科使用的专家共识》不推荐地塞米松注射液雾化吸入。在临床门急诊雾化吸入处方中，使用注射剂型而非吸入剂型进行雾化吸入是临床最常见的给药途径不适宜。常见的此类用法不适宜的药品包括但不限于糖皮质激素（如地塞米松）、抗菌药物、呼吸系统药物（如特布他林）。此类处方出现时，应及时与临床医生进行沟通。根据实际情况，选择合适的药物及剂型进行相应的对症治疗。

【 干预建议 】

目前国内有三种用于儿童雾化吸入的吸入型糖皮质激素（ICS）混悬液，包括布地奈德、二丙酸倍氯米松和丙酸氟替卡松。布地奈德是世界卫生组织

（WHO）儿童基药目录（适用于12岁以下儿童）中唯一推荐的抗哮喘ICS；是唯一被美国食品药品管理局（FDA）定为妊娠安全分级为B类的糖皮质激素（包括鼻用和吸入制剂），也是目前批准的唯一可用于≤4岁儿童的雾化ICS。

处方 ②

【处方描述】

患者信息

性别：女；年龄：52岁。确诊自身免疫性溶血性贫血3个月余，4个月前出现黄疸、面色苍白、乏力，伴心慌、头晕等不适，大便正常，小便偏茶色，夜间明显。

临床诊断：自身免疫性溶血性贫血。

处方：

环孢素软胶囊［25mg*50粒］	口服	50.0mg	bid
泼尼松片［5mg*100片］	口服	10.0mg	qd

【处方问题】

用法用量不适宜，联合用药存在药物相互作用。

【处方分析】

自身免疫性溶血性贫血（autoimmune hemolytic anemia，AIHA）是由于自身抗体与自身红细胞发生反应，造成红细胞被破坏所致。温抗体型AIHA最为常见，由体温条件下具有活性的抗体引发。主要临床表现包括贫血相关症状、黄疸、胸痛以及Evans综合征。对于初始治疗，一般推荐糖皮质激素单用或联合利妥昔单抗作为一线治疗方案；对于难治性AIHA的治疗，也可使用其他免疫抑制治疗，包括吗替麦考酚酯、西罗莫司、硫唑嘌呤、环磷酰胺、环孢素等。其中，环孢素初始剂量为口服5~10mg/（kg·d），分2次服用，后续根据疾病缓解情况与血液学反应和肾脏功能调整用量。患者环孢素日剂量仅为100mg，且未根据治疗药物监测进行剂量调整，用药剂量偏低，用法用量不适宜。此外，泼尼松需在肝内将11位酮基还原为11位羟基后显药理活性，生理半衰期为60分钟。而环孢素通过抑制CYP3A4及P-gp，使泼尼松龙的清除率下降，半衰期延长。因此，两药合用时，需关注伴随环孢素剂量变化后泼尼松的剂量调整。同时，两种免疫抑制类药物同时合用，可能会增加患者出现感染的风险，应密切关注患者的感染指标，注意个人防护与环境卫生。

【干预建议】

建议临床医生提高环孢素的使用剂量，如初次使用，建议日剂量为200~300mg，bid，同时需监测环孢素的全血药物浓度，尽管环孢素对于自身免疫性溶血性贫血尚无明确的目标治疗浓度范围，可参考其应用于其他自身免疫性疾病时的浓度值进行调整。同时，根据环孢素的浓度水平与剂量水平调整泼尼松的剂量或剂量递减方案。需注意两药联用后，患者感染的风险增加，应密切关注患者的病原微生物感染指标。

处方 ❸

【处方描述】

患者信息

性别：女；年龄：36岁。双手小关节间断疼痛3个月，外院查抗CCP抗体阳性，来氟米特10mg qd，硫酸羟氯喹片0.2g bid，关节疼痛症状缓解。

临床诊断：类风湿关节炎。

处方：

来氟米特片［10mg*30片］	口服	20.0mg	qd
硫酸羟氯喹片［0.1g*14片］	口服	0.2g	q12h
骨化三醇软胶囊［0.5μg*10粒］	口服	0.5μg	qd

【处方问题】

用法用量不适宜。

【处方分析】

患者诊断为类风湿关节炎，对于类风湿关节炎的免疫抑制治疗选择来氟米特及羟氯喹均为适应证适宜。一般来说，来氟米特用于类风湿关节炎治疗中，建议开始治疗的最初三天给予负荷剂量为50mg/d，之后根据病情给予维持剂量10~20mg/d；对于狼疮性肾炎，来氟米特一般采用20~40mg/d的剂量进行治疗。羟氯喹用于免疫抑制治疗时，首日剂量为0.4g，分次服用，当疗效不再进一步改善时，可减至0.2g进行维持，若治疗反应减弱，则应增加至0.4g/d的剂量。对于免疫抑制剂类药物在治疗过程中，特别是非大剂量冲击的维持治疗，一般均需采用最低有效剂量的原则，使药物潜在的不良反应最低化。患者既往选用来氟米特10mg/d联合羟氯喹0.4g/d在已经能够控制自身免疫系统炎症反应的前提下，不应将来氟米特的剂量上调至20mg/d。因此，本处方用法用量不适宜主要表现为来氟米特剂量的无理由提升。

【干预建议】

建议维持原有来氟米特10mg/d的治疗剂量。

处方 ④

【处方描述】

患者信息

性别：男；年龄：47岁。患者于6个月前行肾移植术，术后以他克莫司联合西罗莫司进行抗排斥反应，经调整后，他克莫司在5.0mg q12h，西罗莫司在4.0mg qd的剂量下，两药浓度均在目标范围。1周前，患者由于新型冠状病毒核酸检测阳性，并出现病毒性肺炎临床表现，自行服用标准剂量的奈玛特韦/利托那韦复方制剂3日进行抗病毒治疗，病毒性肺炎症状好转，近日复诊出现电解质异常，肌酐异常升高，经查他克莫司的血药浓度与西罗莫司的血药浓度均超过临床最大检测值，遂予以调整免疫抑制剂剂量。

临床诊断： 肾移植状态。

处方：

他克莫司胶囊［0.5mg*50粒］	口服	1.0mg	bid
甲泼尼龙片［4mg*24片］	口服	8.0mg	qd
西罗莫司片［1mg*10片］	口服	1.0mg	qd

【处方问题】

用法用量不适宜，联合用药不适宜，具有药物相互作用。

【处方分析】

患者使用钙调磷酸酶抑制剂联合mTOR抑制剂进行移植后抗排斥治疗，经治疗药物监测与剂量调整，已形成较为稳定的药物暴露水平，此时他克莫司与西罗莫司的剂量均较为适宜。奈玛特韦/利托那韦复方制剂与他克莫司以及西罗莫司均存在较为显著的药物相互作用，可显著抑制两种免疫抑制剂的代谢与排泄，特别对于西罗莫司，会形成复杂的肝肠循环过程。由于酶抑作用具有一定的后遗效应，两药的血药浓度均已超过临床检测最高限，均为危急值，因此，需立即停用他克莫司与西罗莫司，并频繁监测药物浓度，待浓度恢复至正常水平后再次小剂量逐渐递增剂量用药。考虑到患者已出现可能由他克莫司或西罗莫司浓度偏高引起的不良反应，在临床权衡利弊的前提下，有文献报道可使用酶诱导剂，如利福平1~2次，快速降低他克莫司与西罗莫司的体内暴露水平。但这种超常规的用法需要在频密的血药浓度（therapeutic drug monitoring，TDM）的监测之下，并且具有丰富剂量调整经验的药师协助调整剂量。因此，除非利大于弊，否则不建议进行常规使用。

【干预建议】

建议临床医生停用他克莫司与西罗莫司，并且建议患者频密监测两药的血药浓度，待血药浓度降低至正常范围后，再重新给药治疗。在浓度尚未降低至正常水平时，建议密切关注他克莫司和西罗莫司可能引起的继发不良反应。

处方 ⑤

【处方描述】

患者信息

性别：男；年龄：36岁。

临床诊断：强直性脊柱炎。

处方：

| 甲氨蝶呤片［2.5mg*16片］ | 口服 | 12.5mg | qd |

【处方问题】

用法用量不适宜。

【处方分析】

患者临床诊断为强直性脊柱炎，选用甲氨蝶呤的常规频次为每周1~2次，且最大剂量一般不超过25mg。处方中给药剂量超过最大剂量，且每天给药易增加甲氨蝶呤的不良反应，易产生甲氨蝶呤诱导的中毒。

【干预建议】

建议立即停用甲氨蝶呤片，与临床医生确认用法用量，如患者已出现由甲氨蝶呤引发的不良反应，则应立即给予临床解救措施。

处方 ⑥

【处方描述】

患者信息

性别：男；年龄：19岁。腰背酸痛不适反复3年余，腰背痛1年余，晨起加重，无足跟、膝盖痛。肩部疼痛。无腹痛、腹泻、皮疹等不适。实验室检查示HLA-B27阳性，X线检查示双侧骶髂关节炎性改变。

临床诊断：强直性脊柱炎；肝肾亏虚证。

处方：

通络开痹片［0.3g*12片］	口服	0.9g	qd
阿达木单抗注射液［40mg/0.8ml］	静脉注射	0.8ml	once
骨疏康胶囊［0.32g*40粒］	口服	1.28g	bid

【处方问题】

用法用量不适宜。

【处方分析】

阿达木单抗用于强直性脊柱炎的治疗属于适应证适宜。但目前已上市的阿达木单抗注射液均为皮下注射制剂，不可用于静脉注射，因此该处方用法用量不适宜。常见的生物类免疫抑制剂中，利妥昔单抗及英夫利昔单抗仅可静脉滴注，阿达木单抗仅有皮下注射制剂，而乌司奴单抗同时具有静脉注射和皮下注射两种剂型，两种剂型间不得混用，在临床处方审核过程中需区分不同生物制剂的具体用法。阿达木单抗用于强直性脊柱炎的常规剂量为每次40mg，因此该处方中阿达木单抗的用法适宜。

【干预建议】

建议临床医生修改阿达木单抗注射液的给药方式，由静脉注射改为皮下注射。

处方 ⑦

【处方描述】

患者信息

性别：女；年龄：27岁。双手指夜间僵硬疼痛，双肩关节疼痛，皮肤硬化较前无明显进展。今日查红细胞计数（RBC）5.70×10^{12}/L（↑），血红蛋白测定（HGB）105g/L（↓），血小板计数（PLT）381×10^9/L（↑），白蛋白（ALB）38.9g/L（↓），红细胞沉降率测定（ESR）22mm/h（↑），C-反应蛋白（CRP）18.89mg/L（↑），肾功能、离子六项、免疫六项（-）。

临床诊断：系统性硬皮病；间质性肺炎；地中海贫血；皮痹；瘀血阻络证。

处方：

硫唑嘌呤片［50mg*50片］	口服	25mg	bid
泼尼松片［5mg*100片］	口服	10mg	qd
环孢素软胶囊［25mg*50粒］	口服	75mg	qd

【处方问题】

用法用量不适宜。

【处方分析】

环孢素口服制剂一般建议将每日口服总量分成两次进行服用，处方中选择qd给药不适宜。对于患者日剂量75mg的情况，建议将环孢素分成早晚两次给药，可以选择其中一次50mg，另一次25mg。需注意，对于环孢素软胶囊，不可嚼开服用，因此，划分用量时需考虑药品最小规格。

【干预建议】

建议环孢素用法用量改为早上给药50mg和晚上给药25mg。

处方 ⑧

【处方描述】

患者信息

性别：男；年龄：29岁。患者腹痛腹泻2年余，近期通过肠镜检查，确诊为克罗恩病。

临床诊断：克罗恩病。

处方：

碳酸钙D$_3$片［（钙0.6g/VD$_3$ 125IU）*30片］	口服	1.0片	qd
艾司奥美拉唑镁肠溶片［20mg*7片］	口服（餐前）	20.0mg	qd
甲泼尼龙片［4mg*30片］	口服	40.0mg	qd
维生素D$_2$软胶囊［0.125mg/5000IU*20粒］	口服	5000.0IU	bid

【处方问题】

用法用量不适宜。

【处方分析】

对于克罗恩病的治疗，可使用糖皮质激素在疾病进展或急性期进行快速缓解。但由于长期使用有许多副作用，故用作短期诱导治疗。可借助短期（例如，8周）糖皮质激素治疗向长期维持治疗（通常使用巯基嘌呤类药物或生物制剂）过渡。糖皮质激素具有副作用且不用于维持缓解，因此不应长期使用。一般来说，糖皮质激素用于克罗恩病治疗的剂量以泼尼松举例，对于活动性黏膜炎症患者，泼尼松的起始剂量为40mg/d，口服，每周递减10mg或5mg，共使用4~8周。泼尼松与甲泼尼龙间的等效剂量为5∶4，即该患者初始剂量需32mg甲泼尼龙，而后可根据实际情况逐次递减8mg。本处方中甲泼尼龙的剂量为40mg，超过常规推荐剂量，用法用量不适宜。

【干预建议】

建议与临床医生沟通降低甲泼尼龙的剂量，活动期治疗初始最高剂量为32mg。

处方 ⑨

【处方描述】

患者信息

性别：男；年龄：5岁；体重：21kg。

临床诊断：移植后原发性移植物植入不良；造血干细胞移植术后。

处方：

甲泼尼龙片［4mg*30片］	口服	4.0mg	qd
西罗莫司胶囊［0.5mg*20粒］	口服	0.2mg	qd
伐昔洛韦片［0.3g*6片］	口服（餐前）	0.15g	bid

【处方问题】

用法用量不适宜，药物遴选不适宜。

【处方分析】

由于西罗莫司用于13岁以下儿童患者的安全性和疗效尚未确定，因此在药物遴选中需要注意这类不适宜的问题。对于13岁以下的患者，西罗莫司的使用需要通过血药浓度的测定进行个体化调整。患者西罗莫司用量为0.2mg，但选择剂型为胶囊剂，每颗胶囊的剂量为0.5mg，尽管西罗莫司胶囊可以拆开服用，但在此剂量下，2/5的分剂量不易保持剂量的均一性，不利于患者西罗莫司血药浓度的平稳。对此，可以考虑将西罗莫司胶囊改为西罗莫司口服液，对于小剂量的调整有较好的适宜性。

【干预建议】

建议将西罗莫司胶囊换为西罗莫司口服液，并进一步通过浓度监测调整剂量。由于西罗莫司对于13岁以下儿童的有效性与安全性数据有限，临床使用中需进一步明确适宜性，关注潜在的不良反应。

处方 ⑩

【处方描述】

患者信息

性别：男；年龄：31岁。双手指僵硬疼痛，1个月前确诊类风湿性血管炎，采用大剂量泼尼松冲击治疗后缓解，目前维持治疗中。

临床诊断：类风湿性血管炎。

处方：

| 泼尼松片［5mg*100片］ | 口服 | 10mg | qd |

【处方问题】

用法用量不适宜。

【处方分析】

严重类风湿性血管炎可以选择大剂量糖皮质激素联合治疗，通常联合利妥昔单抗或环磷酰胺。在冲击治疗时，应接受持续3日的甲泼尼龙冲击治疗（静脉输注，一般为7~15mg/kg，大多数15岁以下的儿童中不超过500mg，成人和≥15岁的青少年中不超过1g）。比较严重的血管炎患者应接受持续3日的甲泼尼龙（1g/d）或等效剂量的其他药物治疗。在糖皮质激素冲击治疗之后，应继续给予口服泼尼松治疗［1mg/（kg·d），最高80mg/d］。泼尼松逐渐减量的目标应为在治疗2个月时减至20mg/d，然后在治疗4~8个月时减至≤5mg/d（即治疗类风湿关节炎所需的最低剂量）。患者进行大剂量激素冲击治疗后1个月，一般应减至20mg/d，处方中10mg的剂量偏低，建议调整剂量。

【干预建议】

与临床医生沟通泼尼松选用10mg每日小剂量的依据，建议选择20mg每日的剂量。

处方 ⑪

【处方描述】

患者信息

性别：女；年龄：36岁。双手小节疼痛6个月余，自行服用中成药3个月余。

临床诊断： 类风湿关节炎。

处方：

来氟米特片［10mg*30片］	口服	20.0mg	bid
硫酸羟氯喹片［0.1g*14片］	口服	0.2g	q12h
骨化三醇软胶囊［0.5μg*10丸］	口服	0.5μg	qd

【处方问题】

用法用量不适宜。

【处方分析】

对于类风湿关节炎，来氟米特、羟氯喹均具有治疗的适应证。但由于来氟米特的消除半衰期为2周，半衰期长，对于成人类风湿关节炎常规的用法为间隔24小时给药，因此本处方来氟米特用法用量不适宜。为了快速达到稳态血药尝试，参照国外临床试验资料，一般在初始治疗时建议开始治疗的最初3天给予负荷剂量，即每日50mg，连续3天，之后根据病情给予维持剂量，即每日10~20mg。

【干预建议】

建议将来氟米特的给药频次改为qd。

处方 ⑫

【处方描述】

患者信息

性别：女；年龄：40岁。

临床诊断： 系统性红斑狼疮；脾胃虚证；寒湿困脾证。

处方：

硫酸羟氯喹片［0.1g*14片］	口服	0.2g	qd
骨化三醇软胶囊［0.5μg*10丸］	口服	0.5μg	qd
白芍总苷胶囊［0.3g*60粒］	口服	1.0粒	bid
来氟米特片［10mg*30片］	口服	20.0mg	qd
泼尼松片［5mg*100片］	口服	10.0mg	qd
四烯甲萘醌软胶囊［15mg*30粒］	口服	15.0mg	bid

【处方问题】

用法用量不适宜。

【处方分析】

白芍总苷的常规治疗剂量为口服，一次0.6g，即2粒，一日2~3次，本处方中白芍总苷的用法为每次1粒，一日2次，用量偏低，建议按说明书用法进行使用。

【干预建议】

建议调整白芍总苷的用量改为一次2粒，一日2次。

处方 ⑬

【处方描述】

患者信息

性别：男；**年龄**：51岁。膜性肾病病情稳定。

临床诊断：膜性肾病；慢性乙型病毒性肝炎。

处方：

醋酸泼尼松片［5mg*100片］	口服	30.0mg	qd
他克莫司胶囊［0.5mg*50粒］	口服	1.0mg	bid
恩替卡韦分散片［0.5mg*21片］	口服（空腹）	0.5mg	qd
替普瑞酮胶囊［50mg*80粒］	口服	50.0mg	tid

【处方问题】

用法用量不适宜。

【处方分析】

患者膜性肾病，具有糖皮质激素与他克莫司进行免疫抑制治疗的适应证。在治疗过程中，根据患者的实际疾病进展情况以及对药物的响应水平进行剂量的调整以及药物选择的调整，一般对于泼尼松长期免疫抑制治疗的推荐剂量为2.5~15mg/d，该处方剂量偏大。由于患者需要长期服用糖皮质激素，有可能增加出现消化道溃疡的风险，因此选用替普瑞酮保护胃肠道黏膜。由于患者有肝病基础疾病，可能肝功能异常。他克莫司经肝脏代谢，在肝功能异常的患者血药浓度可能异常升高，因此，该患者需要通过监测他克莫司的血药浓度来明确用药的剂量。

【干预建议】

建议与临床医师明确泼尼松大剂量治疗的必要性，如为病情稳定的长期激素治疗患者，建议剂量改为15mg qd，再进一步根据病情调整剂量。

处方 ⑭

【处方描述】

患者信息

性别：男；年龄：31岁。

临床诊断：类风湿关节炎；慢性肾脏病。

处方：

醋酸泼尼松片［5mg*100片］	口服	50.0mg	qd
奥美拉唑肠溶胶囊［20mg*28粒］	口服	20.0mg	qd
磷酸铝凝胶［16g*10袋］	口服	16.0g	tid
骨化三醇软胶囊［0.5μg*10丸］	口服	0.5μg	qd
维生素 D_2 磷葡钙片［co*60片］	嚼服	2.0片	tid
托法替布片［5mg*28片］	口服	5.0mg	bid
他克莫司胶囊［0.5mg*50粒］	口服	1.0mg	bid

【处方问题】

用法用量不适宜，存在药物相互作用。

【处方分析】

患者诊断为类风湿关节炎，选用托法替布治疗，但由于存在慢性肾脏病的基础疾病，对于中度或重度肾功能损伤以及中度肝功能损伤的患者，托法替布的剂量应为5mg，每天一次，因此该处方托法替布的用量偏大，建议改为每日1次。除此之外，托法替布约70%经肝脏代谢，主要通过CYP3A4介导，同时少量由CYP2C19介导。由于奥美拉唑可以竞争性抑制两种肝药酶的活性，特别是在长期服药时，容易造成托法替布血药浓度的升高，需要通过相关药动学或药效学指标进行安全性判定。奥美拉唑存在这种抑制作用，其与他克莫司亦可能存在潜在的药物相互作用，因此需关注他克莫司的血药浓度。

【干预建议】

建议调整托法替布剂量为5mg qd。

第五节　溶媒选择不适宜

一、溶媒选择不适宜的表现

溶媒的选择是静脉输液治疗中的重要环节，但在临床治疗当中，往往比较重视药物品种的选择，而对药物及各种溶媒的理化性质了解甚少，忽视了溶媒选择的重要性，这也是影响药物达不到理想的治疗效果的一个重要原因。由于静脉注射药物直接进入血液循环，因此对药物的稳定性与体液的相容性，包括颗粒大小及pH均有较高的要求。当溶媒选择不当时可能造成药品溶液稳定性降低，同时还可能存在着潜在的用药风险。当注射剂型溶媒选择不当，容易使注射液出现浑浊、变色等现象，影响疗效，严重的可能导致输液不良反应的发生。因此，输液溶媒的选择直接关系到用药的安全性和有效性，不容忽视。下面谈谈输液溶媒选择的基本原则。

对于免疫抑制剂，常见的具有临床使用注射剂型的药物包括氢化可的松注射液、地塞米松磷酸钠注射液、甲泼尼龙琥珀酸钠注射液、倍他米松磷酸钠注射液（肌注或静注）、环孢素注射液、他克莫司注射液、环磷酰胺注射液、甲氨蝶呤注射液、利妥昔单抗注射液、英夫利昔单抗注射液、阿达木单抗注射液（皮下注射）以及乌司奴单抗注射液（皮下注射或静脉滴注）。每一种注射液均有明确的适宜溶媒选择，在临床审方中主要以药品说明书为依据进行判定。

药品说明书是载明药品重要信息的法定文件，是药品使用的法定指南，药品说明书记载的用药方法，是根据药品与溶媒的理化性质、配伍的相容性、配伍后的稳定性，通过科学验证的。临床常用的溶媒包括生理盐水、5%葡萄糖溶液、10%葡萄糖溶液、林格液等。其中5%葡萄糖、10%葡糖糖注射液pH为3.2~5.5（临床上所用的葡萄糖注射液为防变色，其pH常调为3.8~4.0），5%葡萄糖氯化钠注射液pH为3.5~5.0，0.9%氯化钠注射液的pH为4.5~7.0，复方氯化钠注射液pH为4.5~7.5。因此，依照药品说明书选用输液溶媒是临床用药的首选原则。

在参考药品说明书的基础上，依据患者病理情况选择溶媒也是临床合理用药的重要考量点。例如，如果患者有糖尿病史，且心肾功能尚可，可以选用生理盐水；如果患者有高血压、冠心病及心功能不全，应减少盐水的摄入，以减轻心脏负担；如果患者肾功能不全，需减少盐水的摄入，减轻钠水潴留。如果患者检查电解质结果为低钠血症，则应选择盐水，反之选择糖水；根据患者心肌酶等测评心功能，来决定选择盐水还是糖水；如果患者为肺性脑病（Ⅱ型呼吸衰竭），最好选用生理盐水，因为使用葡萄糖会增加二氧化碳的潴留，加重肺性脑病；如果休克患者，盐水和糖水都不是首选。因为休克时胰岛素分泌减少，使用葡萄糖易出现高血糖症，而盐水所含的钠和氯均比正常细胞间液高，休克期使肾功能受影响会阻碍钠和氯的排泄而致高氯血症。此时最好用平衡盐溶液行扩容治疗。

二、常用溶媒和使用方法

常用免疫抑制剂注射剂的溶媒使用详见表4-6。

表4-6 常用免疫抑制剂注射剂的溶媒选择

药品	溶媒选择
氢化可的松	0.9%氯化钠溶液或5%葡萄糖溶液
地塞米松磷酸钠	5%葡萄糖溶液
甲泼尼龙琥珀酸钠	0.9%氯化钠溶液、5%葡萄糖溶液或等渗糖（盐）水溶液
环孢素	0.9%氯化钠溶液或5%葡萄糖溶液
他克莫司	0.9%氯化钠溶液或5%葡萄糖溶液
环磷酰胺	林格液、生理盐水或葡萄糖溶液
甲氨蝶呤	0.9%氯化钠溶液
利妥昔单抗	0.9%氯化钠溶液或5%葡萄糖溶液，终浓度为1mg/ml

续表

药品	溶媒选择
英夫利昔单抗	0.9%氯化钠溶液，终浓度为0.4~4mg/ml
阿达木单抗	无需稀释配制
乌司奴单抗	0.9%氯化钠溶液，250ml

　　尽管地塞米松磷酸钠注射液说明书中注明其应用5%葡萄糖注射液进行稀释，但在国外的说明书中表明其亦可稀释在生理盐水中进行静脉滴注。本身地塞米松磷酸钠在生理盐水及5%葡萄糖溶液稀释后在滴注中无药物稳定性或理化性质变化的问题，我国早期说明书中考虑到地塞米松易引起水钠潴留的不良反应，因此建议采用5%葡萄糖溶液进行稀释以减少钠离子的摄入，但实际地塞米松对水钠潴留的作用影响相较其他糖皮质激素更小，因此，在实际临床使用中，可以超说明书使用生理盐水为溶媒进行稀释滴注，特别是对于糖代谢异常而需要限制葡萄糖摄入的患者。但需注意，由于地塞米松磷酸钠注射液国内说明书更新频次问题，其使用生理盐水稀释可能会在未来一段时间仍为超说明书溶媒用药。

三、审方案例

处方 ❶

【 处方描述 】

患者信息

性别：男；年龄：27岁。

临床诊断：痛风；肾病综合征；瘀血阻络证。

处方：

20%甘露醇注射液［250ml*1袋］	i.v.gtt.	250ml	qd
地塞米松磷酸钠注射液［（1ml：2mg）*1支］	i.v.gtt.	2.0ml	qd
磷酸铝凝胶［20g*4袋］	口服	16.0g	tid
通络开痹片［0.31g*12片］	口服	0.9g	qd
非布司他片［20mg*14片］	口服	40.0mg	qd

【处方问题】

溶媒选择不适宜，遴选药物不适宜。

【处方分析】

本处方中地塞米松不能跟甘露醇混合滴注，地塞米松注射液为有机酸钠盐，20%甘露醇属于过饱和溶液，地塞米松注射液与20%甘露醇混合，容易析出结晶，应改用5%葡萄糖溶液进行稀释后滴注。对于肾病综合征的治疗，在糖皮质激素的使用中应首选泼尼松或甲泼尼龙进行治疗，故建议与医师确认选择地塞米松治疗的药物遴选适宜性，如无特殊必须使用地塞米松替代泼尼松或甲泼尼龙的依据，则建议改为中效糖皮质激素治疗。

【干预建议】

建议地塞米松和甘露醇分开滴注，或建议地塞米松磷酸钠注射液改为静脉注射，需与甘露醇注射液分开注射或选择不同的静脉通道注射。根据糖皮质激素临床应用指导原则，建议首选泼尼松（龙）和甲泼尼龙中效糖皮质激素。

处方 ❷

【处方描述】

患者信息

性别：男；年龄：34岁。患者发现肛缘包块2天余，伴疼痛。近来大便干硬，排便疼痛，偶有便血。肛门指检在肛缘处可见一环形包块，皮下呈暗紫色，质地较硬，触痛明显，肛镜检查可见齿状线上黏膜轻度隆起，表面充血明显。

临床诊断：混合痔；湿热毒结证。

处方：

0.9%氯化钠注射液［250ml*1袋］	i.v.gtt.	250ml	qd
地塞米松磷酸钠注射液［（1ml∶5mg）*1支］	i.v.gtt.	1ml	qd
地奥司明片［0.45g*48片］	口服	1.35g	tid
参柏洗液［100ml*1瓶］	外用	20ml	bid
醋氯芬酸缓释片［0.2g*6片］	口服	0.2g	qd

【处方问题】

溶媒选择合理，遴选药物不适宜。

【处方分析】

患者具有混合痔的临床诊断，具有较为明显的触痛感，在临床上可以使用糖皮质激素进行镇痛，但需注意在药物剂型与给药方式的选择上，应选用局部用药的外用剂进行镇痛，包括氢化可的松乳膏、醋酸地塞米松乳膏等，因此本处方中选择地塞米松磷酸钠注射液静滴进行全身给药不适宜。在排除遴选药物不适宜的基础上，地塞米松注射剂配伍生理盐水静滴的用法，溶媒选择合理。对于地塞米松注射剂溶媒选择的问题作为临床与药学具有争论的问题，可建议医师优先选择使用5%葡萄糖溶液进行稀释，但对于处方中使用生理盐水稀释的情况，可不认为其溶媒选择不适宜，但建议与临床医师明确该用法在我国目前属于超说明书使用的情况。

【干预建议】

建议临床医生选择醋酸地塞米松乳膏外用进行镇痛治疗。

处方 ❸

【处方描述】

患者信息

性别：男；年龄：32岁

临床诊断： 克罗恩病。

处方：

5%葡萄糖注射液［250ml*1袋］	i.v.gtt.	250.0ml	once
灭菌注射用水［10ml*1支］	i.v.gtt.	30.0ml	once
英夫利昔单抗粉针［0.1g*1支］	i.v.gtt.	0.3g	once

【处方问题】

溶媒选择不适宜。

【处方分析】

患者临床诊断为克罗恩病，临床可选用TNF-α抑制剂，如英夫利昔单抗进行免疫抑制治疗。英夫利昔单抗为静脉注射制剂，常用静脉滴注的方式给药。其滴注剂型配制方式一般采用10ml的注射用水稀释英夫利昔单抗冻干粉，再以生理盐水稀释，在常规剂量下的终体积推荐为250ml，因此该处方选择5%葡萄糖注射液为溶媒不适宜。

【干预建议】

建议溶媒换为0.9%氯化钠注射液250ml。

处方 ④

【处方描述】

患者信息

性别：女；年龄：22岁。近1个月来月经量较前明显减少，下腹部偶有疼痛，偶有右下肢疼痛，可自行缓解。偶有关节疼痛，调整予以"英夫利昔单抗0.2g"，其余继续维持目前治疗。嘱患者据病情变化及时就诊。

临床诊断：类风湿关节炎；尪痹；气血痹阻证。

处方：

0.9%氯化钠注射液［100ml*1袋］	i.v.gtt. 冲管	100.0ml	once
地塞米松磷酸钠注射液［（1ml：5mg）*1支］	i.v.	1.0ml	once
0.9%氯化钠注射液［250ml*1袋］	i.v.gtt.	240.0ml	once
英夫利昔单抗粉针［0.1g*1支］	i.v.gtt.	0.2g	once
灭菌注射用水［10ml*1支］	i.v.gtt.	10.0ml	once
甲氨蝶呤片［2.5mg*16片］	口服	10.0mg	qw
托法替布片［5mg*28片］	口服	5.0mg	qd
骨疏康胶囊［0.32g*40粒］	口服	0.64g	bid
硫酸羟氯喹片［0.1g*14片］	口服	0.2g	qd

【处方问题】

溶媒选择适宜，地塞米松用于预防输液反应适应证不适宜。

【处方分析】

英夫利昔单抗说明书中的配置方法如下：使用配有21号（0.8mm）或更小针头的注射器，将每瓶药品用10ml灭菌注射用水溶解。除去药瓶的翻盖，用医用酒精棉签擦拭药瓶顶部，将注射器针头插入药瓶胶盖，将灭菌注射用水沿着药瓶的玻璃壁注入。再用0.9%氯化钠注射液将本品的灭菌注射用水溶液稀释至250ml：从250ml 0.9%氯化钠注射液瓶或袋中抽出与配制的本品溶液总量相同的液体量，之后，将配置好的本品溶液总量全部注入该输液瓶或袋中，轻轻混合。最终获得的输注溶液浓度范围应在0.4~4mg/ml之间。请勿使用其他溶剂对本品溶液进行稀释。本处方用，患者使用英夫利昔单抗剂量为0.2g，即2支，应使用2支10ml的灭菌注射用水分别稀释两瓶粉针，再自250ml的生理盐水中抽出20ml，将英夫利昔单抗灭菌注射用水溶液冲兑至0.9%氯化钠注射液中。根据英夫利昔单抗说明书内容，其输液反应在临床试验中，输液中和输液结束后的2小时内，安慰剂组患者中有10%发生与输液相关的反应，本品组患者中有20%发生该反应。其中约有3%出现发热或寒战等非特异性症状，低于1%出现瘙痒或荨麻疹，1%出现心肺反应（主要表现为胸痛、低血压、高血压或呼吸困难）或瘙痒、荨麻疹和心肺反应的合并症状。约有低于1%的患者出现了包括过敏、惊厥、红斑和低血压在内的严重输液反应。约3%的患者因与输液相关的反应而中断治疗。所有发生上述反应的患者无论接受治疗与否，均全部恢复。因此可认为英夫利昔单抗产生的输液反应较为轻微且可耐受，属于一般输液反应，故使用糖皮质激素预防该输液反应属于适应证不适宜。

【干预建议】

建议增加1支注射用水用于英夫利昔单抗的初始稀释，并修改生理盐水体积为230ml。建议在处方中去掉地塞米松磷酸钠注射液用于预防英夫利昔单抗的输液反应。

第六节 联合用药不适宜

一、联合用药不适宜的表现

免疫抑制剂在临床使用中往往伴随着联合用药，其中包括不同免疫抑制剂的联合用药以及免疫抑制剂与其他药物间的联合用药。由于免疫抑制剂类药物中，糖皮质激素、钙调磷酸酶抑制剂、mTOR抑制剂、抗细胞增殖药物、烷化剂与抗细胞代谢药物均伴随着复杂的药物相互作用，特别是钙调磷酸酶抑制剂与mTOR抑制剂，广泛受到细胞色素P450的代谢调控等，加之其安全有效的治疗范围较窄，因此，钙调磷酸酶抑制剂与mTOR抑制剂由于复杂的药物相互作用从而发生联合用药不适宜的情况是免疫抑制剂类药物常见的联合用药不适宜。

以环孢素、他克莫司、西罗莫司为例，以上3种药物不仅常与三唑类抗真菌药物以及他汀类降酯药物联用，还常出现环孢素联合他克莫司、环孢素联合西罗莫司，甚至他克莫司联合西罗莫司临床应用的情况，使得多药之间受代谢酶与外排转运体（如P-gp等）介导的药物相互作用更为复杂。特别是钙调磷酸酶抑制剂或mTOR抑制剂联用时与抗真菌药物（如伊曲康唑、伏立康唑、泊沙康唑）同时使用时，对于以上几种药物基于治疗药物监测的剂量调整变得尤为复杂，经常形成嵌套式相互抑制关系。因此，在涉及以上多种药物联合用药时，应首先明确联合用药的必要性。在必要的基础上，需借助治疗药物监测进行个体化的剂量调整，优先考虑用药安全性的问题。值得注意的是，随着抗新型冠状病毒类药物的临床使用，特别是针对3CL蛋白抑制剂的复方药物的临床使用，需要审方药师注意利托那韦对环孢素、他克莫司以及西罗莫司的强大抑制作用，必须同时用药时，建议立即频密监测免疫抑制剂的浓度，降低剂量，避免其不良反应的发生。

除此之外，免疫抑制剂的多药联用往往存在其间药动学的相互抑制，例如环孢素与泼尼松龙的相互作用可能会影响环孢素与泼尼松的联合使用。不同作用机制的免疫抑制剂在联合使用时，可能增加这些药物的不良反应发生率，特别是对于感染的发生。因此，在多药联用时，需关注潜在出现感染的可能，及时预防或治疗。

对于局部给药的外用制剂，包括乳膏、软膏以及滴眼液等，对于同一类别免疫抑制剂没有同时使用的指征，特别是对于糖皮质激素类外用制剂，常出现同张处方中含有两种不同的糖皮质激素乳膏的情况，属于重复给药。在不提高临床疗效的基础上易叠加产生不良反应，应避免该情况的发生。

二、常见免疫抑制剂类药物相互作用

免疫抑制剂类药物常见的药物相互作用包括与药动学和药效学相关的各个环节。其中，主要的常见药物相互作用与药动学有关，主要对吸收、代谢及排泄产生影响。吸收方面，对于免疫抑制剂主要存在于不同制剂有服药时间以及是否可以与食物同服的要求，类似钙调磷酸酶抑制剂还存在不同剂型需选择不同的饮料进行送服的适宜性。代谢方面主要通过影响肝药酶影响药物的体内过程，或者通过影响药物转运体，形成复杂的吸收-代谢-排泄-重吸收的过程。对于排泄，主要通过竞争性拮抗肾小管分泌、改变尿液或胆汁的方式进行相互作用。

由于免疫抑制剂类药物，特别是泼尼松、钙调磷酸酶抑制剂与mTOR抑制剂均为CYP3A4的底物，像西罗莫司等免疫抑制剂还是P-gp的底物。因此，对CYP3A4以及P-gp具有较强诱导或抑制作用的药物均可能对以上免疫抑制剂产生药物相互作用。

常见的CYP3A4诱导剂与抑制剂见表4-7。

表4-7　细胞色素P450 3A（包括3A4）抑制剂和诱导剂

强抑制剂	中度抑制剂	强力诱导剂	中等诱导剂
阿扎那韦	胺碘酮*	卡马西平	波生坦
色瑞替尼	阿瑞匹坦	苯妥英钠	达拉非尼
克拉霉素	贝罗司他	米托坦	地塞米松
达芦那韦	西咪替丁*	苯巴比妥	安乃近
茚地那韦	考尼伐坦	苯妥英	依非韦伦
伊曲康唑	克唑替尼	扑米酮	依曲韦林
酮康唑	环孢素*	利福平	洛拉替尼
洛那法尼	地尔硫䓬		莫达非尼
洛匹那韦	杜韦利西布		萘夫西林
米非司酮	决奈达隆		培西替尼
佘法唑酮	红霉素		利福布汀
奈非那韦	氟康唑		利福喷丁
奈玛特韦-利托那韦	福沙吡坦		索托拉西布
泊沙康唑	葡萄柚汁		圣约翰草
利托那韦和含利托那韦的制剂	伊马替尼		
沙奎那韦	艾沙康唑（艾沙康唑硫酸盐）		
图卡替尼	莱特莫韦		
伏立康唑	尼洛替尼		
	五味子		
	维拉帕米		

常见的P-gp诱导剂与抑制剂见表4-8。

表4-8　P-糖蛋白（P-gp）药物外排泵（P-gp多药耐药转运蛋白）的抑制剂和诱导剂

P-gp抑制剂		P-gp诱导剂
阿布替尼	奥希替尼	卡马西平
阿达格拉西布	吡托替尼	苯妥英钠
胺碘酮	泊沙康唑	绿茶（山茶花）
阿奇霉素（全身性）	普罗帕酮	洛拉替尼
卡马替尼	奎尼丁	苯妥英
卡维地洛	奎宁	利福平
克拉霉素	雷诺嗪	圣约翰草
环孢素（全身性）	利托那韦和含利托那韦的共制剂	
达卡他韦	罗拉匹坦	
决奈达隆	塞培替尼	
红霉素（全身性）	西美匹韦	
艾沙康唑（艾沙康唑硫酸盐）	他莫昔芬	
伊曲康唑	替泊替尼	
酮康唑（全身性）	图卡替尼	
拉帕替尼	维帕他韦	
奈拉替尼	维莫非尼	
奈玛特韦-利托那韦	维拉帕米	

除此之外，对于一些常见免疫抑制剂的合并用药还需特殊关注。

对于环磷酰胺，同时联用抗痛风类药物，如别嘌醇、秋水仙碱等可增加血清尿酸水平，应调整抗痛风药物的剂量；联用大剂量皮质激素类药物可影响环磷酰胺的代谢，应注意不良反应的监测；联用琥珀胆碱可增强其神经肌肉阻滞作用，使呼吸暂停延长。

对于环孢素，由于其具有肾毒性，因此，与同样具有肾毒性的药物同时使用，则可能增加肾功能衰竭。常见药物包括庆大霉素、万古霉素、磺胺类抗菌药物，两性霉素B，秋水仙碱，双氯芬酸，西咪替丁等等。

环孢素与他汀药物存在相互抑制代谢醇的作用，需要注意给药剂量并且注意监测不良反应。但环孢素与不同他汀类药物使用存在一定差异。环孢素与阿托伐他汀应避免联合使用，与辛伐他汀禁止联合使用，与瑞舒伐他汀禁止联合使用，与氟伐他汀应谨慎使用，与普伐他汀联用时，普伐他汀起始剂量为10mg，最大剂量为每日20mg。

他克莫司与环孢素常见的药物相互作用类似，但在体内的观察中，发现他克莫司与甲泼尼龙联用可以降低或升高他克莫司的血浆浓度，与环孢素联用可以增加环孢素的肾脏毒性，可能与延长其半衰期有关。

吗替麦考酚酯主要经肾小管分泌，并具有肝肠循环效应，因此对于阿昔洛韦、更昔洛韦联合使用时，需密切监测血药浓度，观察不良反应；当该药与PPI或抗酸药联用时，吗替麦考酚酯吸收减少，血药浓度降低；与环孢素合用时，影响肝肠循环，使吗替麦考酚酯的AUC下降，需要借助血药浓度监测调整用药剂量。

硫唑嘌呤与非布司他及别嘌醇联用时会抑制硫唑嘌呤的代谢，应禁止联合使用。

三、审方案例

处方 ❶

【处方描述】

患者信息

性别：男；年龄：47岁。半年前行肾异体移植术，肾功能轻度损害。肾小球滤过率（CKD–EPI公式）56.5ml/min，SCR（129.0μmol/L）。

临床诊断：肾移植状态。

处方：

他克莫司胶囊 [0.5mg*50粒]	口服	1.0mg	bid
甲泼尼龙片 [4mg*24片]	口服	8.0mg	qd
西罗莫司片 [1mg*10片]	口服	1.0mg	qd

【处方问题】

联合用药不适宜，存在药物相互作用。

【处方分析】

针对实体器官移植后的抗排斥反应，可以使用不同靶点的免疫抑制剂联合使用，因此，选择糖皮质激素+钙调磷酸酶抑制剂+mTOR抑制剂的组合符合临床诊疗原则。然而，他克莫司为CYP3A4的底物，同时也是CYP3A4的抑制剂。西罗莫司是CYP3A4和P–gp的底物，甲泼尼龙主要经CYP3A4代谢，因此三者之间存在一定药动学层面的药物相互作用，且较为复杂，易产生互相抑制性作用。进一步，在联合服用西罗莫司和钙调磷酸酶抑制剂的患者中，有钙调磷酸酶抑制剂诱发的溶血性尿毒综合征/血栓形成性血小板减少性紫癜/血栓形成性微血管病的病例报道，易产生严重的不良反应，因此应尽量避免他克莫司与西罗莫司的联合用药。如确因临床需要联合用药的，需要密切监测他克莫司与西罗莫司的全血药物浓度，根据目标浓度范围个体化调整给药剂量。

【干预建议】

建议与临床医生沟通他克莫司与西罗莫司联合用药的必要性，告知两者联用可能诱发的不良反应，如确需联合用药，则建议临床频密监测两种药物的全血药物浓度。根据浓度较为保守的调整给药剂量，并关注由于两者联用可能引起的不良反应。

处方 ❷

【处方描述】

患者信息

性别：男；年龄：50岁。半年前行肝异体移植术，CT肝胆胰脾增强扫描（上腹）。①右肺上叶尖段及下叶背段实性小结节，同前；左肺上叶尖后段见实性小结节，均考虑炎性结节，建议随访，原右肺下叶后基底段小结节未见显示；②右肺上叶前段磨玻璃密度影，考虑炎症，同前；右肺中叶内侧段及及下叶背段少许慢性炎症，基本同前。

临床诊断：肝移植术后；肺部感染。

处方：

恩替卡韦分散片［0.5mg*21片］	口服	0.5mg	qd
伏立康唑片［0.2g*10片］	口服	0.1g	bid
西罗莫司片［1mg*10片］	口服	3.0mg	qd

【处方问题】

联合用药不适宜，存在药物相互作用。

【处方分析】

针对实体器移植后的抗排斥反应，可以使用西罗莫司，免疫抑制剂适应证适宜。然而，西罗莫司是CYP3A4和P-gp的底物，能够在肠壁和肝脏中被CYP3A4及其同工酶广泛代谢，并且可被 P-gp药物外排泵从小肠上皮细胞逆转运至肠腔。西罗莫司在小肠细胞和肠腔间的潜在循环使之可被 CYP3A4不断代谢。因此，西罗莫司的全身吸收和吸收后的消除可被作用于上述两种蛋白的药物所影响。而伏立康唑是CYP3A4与P-gp的抑制剂，能够与西罗莫司产生较强的药物相互作用。且两者均由肝脏代谢，因此，在移植肝的代谢基础上，需要更关注两者间的药物相互作用，特别是肝功能异常容易造成的伏立康唑蓄积从而进一步诱发肝脏毒性，以及由于伏立康唑暴露量的升高对西罗莫司代谢抑制作用的持续增强，使两者在循环中的暴露量大幅度升高。在西罗莫司的说明书中不推荐西罗莫司与伏立康唑同时使用，而伏立康唑的说明书中禁止伏立康唑与西罗莫司合用。故两种间的联合用药不适宜。如临床确需两者合用，需密切监测伏立康唑及西罗莫司的血药浓度，并通过降低伏立康唑与西罗莫司的剂量，特别是西罗莫司的剂量，降低两者合用可能对西罗莫司血药浓度升高的影响。

【干预建议】

建议与临床医生沟通伏立康唑与西罗莫司联合用药的必要性，告知两者联用存在较为严重的药物相互作用，可能诱发的不良反应，如确需联合用药，则建议临床频密监测两种药物的血药浓度，根据浓度较为保守的调整给药剂量，特别是降低西罗莫司的剂量，如出现西罗莫司的不良反应需及时停药。

处方 ❸

【处方描述】

患者信息

性别：男；年龄：9岁。

临床诊断：异基因造血干细胞移植术后；先天性溶血性贫血。

处方：

恩替卡韦分散片［0.5mg*21 片］	口服	0.5mg	qd
伏立康唑片［0.2g*10 片］	口服	0.1g	tid
环孢素软胶囊［25mg*50 粒］	口服	100mg	q12h

【处方问题】

联合用药不适宜，存在药物相互作用。

【处方分析】

针对异基因造血干细胞移植后的抗排斥反应，推荐使用钙调磷酸酶抑制剂进行免疫抑制治疗，可使用环孢素进行治疗，免疫抑制剂适应证适宜。然而，环孢素是CYP3A4的底物，能够在肝脏中被CYP3A4及其同工酶广泛代谢。因此，环孢素的全身吸收和吸收后的消除可被作用于上述两种蛋白的药物所影响。而伏立康唑是CYP3A4与P-gp的抑制剂，能够与环孢素产生较强的药物相互作用，且两者均由肝脏代谢，因此，在移植肝的代谢基础上，需要更关注两者间的药物相互作用，特别是肝功能异常容易造成的伏立康唑蓄积从而进一步诱发肝脏毒性，以及由于伏立康唑暴露量的升高对环孢素代谢抑制作用的持续增强，使两者在循环中的暴露量大幅度升高。故两种间的联合用药不适宜。如临床确需两者合用，需密切监测伏立康唑及环孢素的血药浓度，并通过降低伏立康唑与环孢素的剂量，特别是环孢素的剂量，降低两者合用可能对西罗莫司血药浓度升高的影响。

【干预建议】

建议与临床医生沟通伏立康唑与环孢素联合用药的必要性，告知两者联用存在药物相互作用，可能诱发的不良反应，如确需联合用药，则建议临床频密监测两种药物的血药浓度，根据浓度较为保守的调整给药剂量，特别是降低环孢素的剂量，如出现因两者联用出现的不良反应需及时停药。

处方 ❹

【处方描述】

患者信息

性别：女；年龄：15岁。行造血干细胞移植，3天前曾呕吐一次伴腹痛，今日已较前好转，无腹痛、呕吐，排糊状大便一次。

临床诊断：急性髓系白血病；骨髓移植状态。

处方：

泊沙康唑口服混悬液［（1ml：40mg）*1瓶］	口服	0.1g	bid
还原型谷胱甘肽片［0.1g*36片］	口服	0.1g	tid
环孢素软胶囊［25mg*50粒］	口服	100mg	q12h

【处方问题】

联合用药不适宜，存在药物相互作用；遴选药品不适宜。

【处方分析】

环孢素主要经CYP3A4代谢，泊沙康唑作为CYP3A4强抑制剂，两者间存在较强的药物相互作用，在与环孢素联合使用时，需降低环孢素的浓度。一般认为三唑类抗真菌药物均具有抑制CYP450的作用，特别对于CYP3A4，泊沙康唑在同等浓度下的抑制作用可能强于伏立康唑和伊曲康唑。因此，在本处方药物使用中，需要密切监测环孢素的血药浓度，根据浓度情况进行药物剂量的调整。

【干预建议】

建议与临床医生沟通泊沙康唑与环孢素联合用药的必要性，告知两者联用存在较为显著的药物相互作用，可能诱发的不良反应，如确需联合用药，则建议临床频密监测两种药物的血药浓度，根据浓度较为保守的调整给药剂量，特别是降低环孢素的剂量。

处方 ⑤

【处方描述】

患者信息

性别：女；年龄：4岁。

临床诊断：膜性肾病

处方：肾病综合征伴微小病变性肾小球肾炎；结膜炎；急性咽炎。

他克莫司胶囊［0.5mg*50粒］	口服	1.5mg	qd
维D钙咀嚼片［0.3g*60片］	嚼服	0.3g	qd
醋酸泼尼松片［5mg*100片］	口服	10.0mg	qd
红霉素眼膏［5ml*1支］	涂双眼	0.05ml	tid

【处方问题】

联合用药适宜，用法用量不适宜。

【处方分析】

他克莫司经CYP3A4代谢，由于红霉素具有对代谢酶的抑制作用，因此对于大环内酯药物与他克莫司联合使用时应特别注意根据他克莫司血药浓度调整剂量。但本处方中红霉素眼膏为局部用药的外用制剂，因此，与他克莫司间无药物相互作用。他克莫司与环孢素适宜将日剂量分两次服用，因此本处方中他克莫司的用法用量不适宜。对于每粒0.5mg规格的他克莫司，总剂量日剂量1.5mg建议分次为1mg+0.5mg的使用方法。

【干预建议】

建议调整他克莫司的用法用量为早上1mg及晚上0.5mg，分次服用。

处方 ⑥

【处方描述】

患者信息

性别：女；年龄：29岁。确诊膜性肾病5年，24h尿蛋白定量为0.59g，尿量1.8L；目前服用强的松25mg/d 1个月，环孢素75mg bid。

临床诊断：膜性肾病。

处方：

环孢素软胶囊［25mg*50粒］	口服	75.0mg	q12h
百令胶囊［0.5g*70粒］	口服	1.0g	tid
阿托伐他汀钙片［20mg*7片］	口服	20.0mg	qd

【处方问题】

联合用药不适宜，存在药物相互作用。

【处方分析】

环孢素与HMG-CoA还原酶抑制剂之间存在药物相互作用。从文献和上市后搜集的肌肉毒性包括肌痛、肌无力、肌炎、横纹肌溶解，与环孢素合并使用的药物包括洛伐他汀、辛伐他汀、阿托伐他汀、普伐他汀，与氟伐他汀合用时引起肌肉毒性的病例较为罕见。当这些他汀类药物与环孢素合用时，应当按照说明书要求下调他汀类药物剂量。出现肌病体征和症状的患者，以及存在某些危险因素可能引起继发于横纹肌溶解的重度肾损害如肾衰竭的患者，应当暂停或中止他汀类药物治疗。

【干预建议】

建议临床医生避免合用环孢素与他汀类药物。如因病情需要，确需合并使用时，需降低阿托伐他汀类药物的给药剂量至10mg/d。

处方 ⑦

【 处方描述 】

患者信息

性别：女；年龄：48岁。肾移植术后5年复查，慢性乙肝。患者5年前在外院行肾移植术，术后定期返院复查。有乙肝病史，长期在某院治疗，使用丙酚替诺福韦抗病毒。目前使用TMF抗病毒治疗，前次环孢素谷浓度为57.60ng/ml。

临床诊断：肾移植状态；高脂血症。

处方：

环孢素软胶囊［25mg*50粒］	口服	150.0mg	q12h
麦考酚钠肠溶片［180mg*50片］	口服	720.0mg	bid
百令胶囊［0.5g*70粒］	口服	2.0g	tid
阿托伐他汀钙片［20mg*7片］	口服	40.0mg	qd
布拉氏酵母菌散［0.25g*6袋］	口服	0.5g	bid

【 处方问题 】

联合用药不适宜，存在药物相互作用。

【 处方分析 】

环孢素与HMG-CoA还原酶抑制剂之间存在药物相互作用。从文献和上市后搜集的肌肉毒性包括肌痛、肌无力、肌炎、横纹肌溶解，与环孢素合并使用的药物包括洛伐他汀、辛伐他汀、阿托伐他汀、普伐他汀，与氟伐他汀合用时引起肌肉毒性的病例较为罕见。当这些他汀类药物与环孢素合用时，应当按照说明书要求下调他汀类药物剂量。出现肌病体征和症状的患者，以及存在某些危险因素可能引起继发于横纹肌溶解的重度肾损害如肾衰竭的患者，应当暂停或中止他汀类药物治疗。但患者阿托伐他汀用量较大，结合环孢素对阿托伐他汀浓度的提升效应，考虑患者采用阿托伐他汀降脂的敏感性不强，可考虑更换其他更强效的他汀类降脂药或其他类别降脂药。

【 干预建议 】

建议临床医生避免合用环孢素与他汀类药物。如因病情需要，确需合并使用时，需降低他汀类药物的给药剂量至基线水平的一半，如血脂控制不佳，建议医生换用其他强效降脂药物或不同机制的降脂药物治疗。

处方 ⑧

【处方描述】

患者信息

性别：女；年龄：13岁。半年前出现蝶形红斑，随后右膝关节屈曲侧出现湿疹样皮疹，伴痒感，挠破后出现结痂。1个月后患儿夜间睡眠时出现头痛，为头顶部隐隐作痛，坐起后头痛稍减轻。随后开始出现晨起时眼睑浮肿。实验室检查示：血红蛋白59g/L，血小板73×10^9/L，尿蛋白（+++），尿红细胞56.50个/μL，钾3.31mmol/L，钠129mmol/L，补体C3 0.38g/L，补体C4 0.01g/L，血沉140mm/h。4个月前肾活检病理显示：符合"狼疮性肾炎（Ⅱ型）"改变。近日复查尿常规，显示尿蛋白阴性（−），隐血阴性（−）。即改糖皮质激素为泼尼松60mg qd口服治疗。环孢素药物浓度监测为CsA 207.60ng/ml，予调整环孢素剂量为50mg q12h。

临床诊断：狼疮性肾炎；系统性红斑狼疮。

处方：

羟氯喹薄膜衣片［0.2g*10片］	口服	0.2g	qd
环孢素软胶囊［25mg*50粒］	口服	50.0mg	q12h
碳酸钙D₃咀嚼片［0.3g*60片］	嚼服	0.3g	qd
泼尼松片［5mg*100片］	口服	10.0mg	qd

【处方问题】

联合用药适宜，存在药物相互作用。患者环孢素浓度略偏高，需调整泼尼松剂量后复查。

【处方分析】

环孢素通过抑制CYP3A4及P-gp，使泼尼松活性代谢产物泼尼松龙的清除率下降，半衰期延长。因此，两药合用时，需关注伴随环孢素剂量变化泼尼松的剂量调整。三种免疫抑制类药物同时合用，可能会增加患者出现感染的风险，应密切关注患者的感染指标，注意个人防护与环境卫生。患者为未成年人，长期使用糖皮质激素会增加钙的丢失，因此，处方中补充钙剂用法适宜。

【干预建议】

建议临床医生合用环孢素与泼尼松时，需根据病情水平降低泼尼松的给药剂量。两药合用增加患者感染的风险，建议关注患者病原微生物感染指标变化。

处方 ❾

【处方描述】

患者信息

性别：男；年龄：20岁。

临床诊断： 皮炎；湿疹?

处方：

氯雷他定片［10mg*12片］	口服	10mg	qd
糠酸莫米松乳膏［5g：5mg］	外用	适量	qd
丙酸氟替卡松乳膏［15g：7.5mg］	外用	适量	qd

【处方问题】

联合用药不适宜。

【处方分析】

皮炎常用外用糖皮质激素、抗菌药物等进行治疗。湿疹的治疗药物包括局部用的炉甘石洗剂、硼酸溶液、糖皮质激素乳膏等，还包括全身用的抗组胺药、糖皮质激素、抗菌药物(有感染指征者)等。其中外用糖皮质激素制剂仍是治疗湿疹的主要药物，全身用糖皮质激素一般不主张常规使用。糠酸莫米松乳膏和丙酸氟替卡松乳膏均为外用糖皮质激素，两者联用疗效不会增加，且可能会增加不良反应的发生。本处方属联合用药不适宜。

【干预建议】

建议处方中两种乳膏仅选择一种。

处方 ❿

【处方描述】

患者信息

性别：男；年龄：40岁。

临床诊断： 肾移植状态；高血压1级。

处方：

麦考酚钠肠溶片［180mg*50片］	口服	360.0mg	bid
甲泼尼龙片［4mg*30片］	口服	12.0mg	qd
他克莫司胶囊［0.5mg*50粒］	口服	3.0mg	bid

【处方问题】

联合用药适宜，存在药物相互作用。

【处方分析】

对于肾移植状态的患者，联合使用糖皮质激素、钙调磷酸酶抑制剂与抗细胞增殖类免疫抑制剂的方案适宜，但他克莫司与麦考酚钠之间存在一定的药物相互作用。在一项稳定期肾移植患者进行的钙调神经磷酸酶交叉研究中，使用他克莫司治疗时，霉酚酸的曲线下面积与峰浓度都降低了约30%。另外，甲泼尼龙是细胞色素P450的底物，其主要经CYP3A4代谢，而他克莫司亦是CYP3A4的底物，在较大的体内暴露下可能与甲泼尼龙存在竞争性抑制的作用，因此，该处方中3种药物组合具有复杂的药物相互作用，因此联合用药不适宜。如需联合使用，需密切监测霉酚酸与他克莫司的血药浓度，尽量保证其血药浓度的稳定性。

【干预建议】

建议监测麦考酚钠与他克莫司的血药浓度，通过TDM调整剂量，并尽量保持浓度的相对稳定性。

处方 ⑪

【处方描述】

患者信息

性别：男；年龄：12岁。

临床诊断： 高胆红素血症；移植物抗宿主病；急性髓系白血病。

处方：

| 伊曲康唑口服混悬液［（150ml∶1.5g）*1瓶］ | 口服 | 100mg | bid |
| 环孢素软胶囊［25mg*50粒］ | 口服 | 50.0mg | q12h |

【处方问题】

联合用药不适宜，存在药物相互作用。

【处方分析】

环孢素的主要在肝代谢，以CYP3A4为代表的CYP3A同工酶广泛参与环孢素代谢，环孢素还是多药外排泵P-糖蛋白的底物。已知多种药物能通过抑制或诱导CYP3A4和（或）P-糖蛋白转运体来提高或降低血浆或全血中的环孢素浓度。当和这些药物合用时，应当监测环孢素的血药浓度。伊曲康唑作为新一代的三唑类抗真菌药物，是一种CYP3A4的强抑制剂，能够显著抑制CYP3A4的活性。因此，当环孢素与伊曲康唑联用时，两者存在显著的药物相互作用，往往环孢素在体内的暴露会增加。开始伊曲康唑治疗后，推荐将环孢素的剂量减至初始剂量的约75%，再根据环孢素血药浓度情况进行再次调整，直至血药浓度稳定。在有条件的医疗单位，还应同时监测伊曲康唑的血药浓度。患者处于高胆红素血症状态，在目前的研究中发现胆红素升高时，环孢素与伊曲康唑的药物代谢均显著降低，因此应该进一步评估在此状态下用药的安全性以及合并用药的适宜性，及时调整。伊曲康唑用于儿童患者预防侵袭性曲霉菌和念珠菌感染，需综合考量安全性。

【干预建议】

建议综合评估患者在高胆红素血症下联用伊曲康唑与环孢素的适宜性。如确需联用，需根据TDM结果调整环孢素的剂量，并密切关注由于两药联用可能引起的不良反应。

处方 ⑫

【处方描述】

患者信息

性别：女；年龄：8岁。

临床诊断： 造血干细胞移植术后；重型地中海贫血；骨髓移植状态。

处方：

泮托拉唑钠肠溶片［40mg*30片］	口服	40.0mg	qd
泰硝含漱液［100ml*1瓶］	含漱	10.0ml	tid
环孢素软胶囊［25mg*50粒］	口服	100.0mg	q12h
泊沙康唑口服混悬液［105ml*1瓶］	口服	3.0ml	tid

【处方问题】

联合用药不适宜，泊沙康唑超说明书用药（儿童）。

【处方分析】

环孢素的主要在肝代谢，以CYP3A4为代表的CYP3A同工酶广泛参与环孢素代谢，环孢素还是多药外排泵P-糖蛋白的底物。已知多种药物能通过抑制或诱导CYP3A4和（或）P-糖蛋白转运体来提高或降低血浆或全血中的环孢素浓度。当和这些药物合用时，应当监测环孢素的血药浓度。泊沙康唑作为新一代的三唑类抗真菌药物，是一种CYP3A4的强抑制剂，能够显著抑制CYP3A4的活性。因此，当环孢素与泊沙康唑联用时，两者存在显著的药物相互作用，往往环孢素在体内的暴露会增加。在开始泊沙康唑治疗后，推荐将环孢素的剂量减至初始剂量的约75%，再根据环孢素血药浓度情况进行再次调整，直至血药浓度稳定。在有条件的医疗单位，还应同时监测泊沙康唑的血药浓度。患者处于高胆红素血症状态，在目前的研究中发现胆红素升高时，环孢素与泊沙康唑的药物代谢均显著降低，因此应该进一步评估在此状态下用药的安全性以及合并用药的适宜性，及时调整。泊沙康唑的吸收受食物影响，应与食物同服。泊沙康唑适用于13岁及以上患者预防侵袭性曲霉菌和念珠菌感染，但患者8岁，因此需综合考量安全性。

【干预建议】

建议综合评估联用泊沙康唑与环孢素的适宜性。如确需联用，应根据TDM结果调整环孢素的剂量，并密切关注由于两药联用可能引起的不良反应。低于13岁儿童使用泊沙康唑需进行超说明书备案，并密切关注潜在的不良反应。

处方 ⑬

【处方描述】

患者信息

性别：男；**年龄：**38岁。

临床诊断：急性髓系白血病；异基因造血干细胞移植术后。

处方：

伊托必利片［50mg*20片］	口服（餐前）	50.0mg	tid
双歧三联活菌胶囊［0.21g*36袋］	口服（餐后）	0.42g	bid

环孢素软胶囊［25mg*50粒］	口服	100.0mg	q12h
伐昔洛韦片［0.3g*6片］	口服（餐前）	0.3g	bid

【处方问题】

联合用药适宜。

【处方分析】

患者处于异基因造血干细胞移植术后阶段，需要使用免疫抑制剂预防移植物抗宿主病（GVHD），因此符合使用环孢素的适应证。患者选用的环孢素软胶囊为乳化型制剂，与非乳化型环孢素胶囊相比，可提高药物的剂量线性，并且具有一致的吸收曲线，受食物或胃肠道活动的影响较小，故与伊托必利合用对吸收的影响相较传统剂型或口服液更小。另外，处方中其他三种药物与环孢素均不存在具有临床意义的药物相互作用，联合用药适宜。

【干预建议】

无需干预。

处方 ⑭

【 处方描述 】

患者信息

性别：男；年龄：40岁。肾移植术后复查，2年前行同种异体肾移植术，术后服用他克莫司、麦考酚钠肠溶片、甲泼尼龙片抗排斥治疗，规律复查。

临床诊断：肾移植状态；高脂血症（混合型）；高血压病；乙肝表面抗原携带者；前列腺增生伴钙化；肝郁脾虚证。

处方：

恩替卡韦片［0.5mg*7片］	口服（空腹）	0.5mg	qd
美托洛尔缓释片［47.5mg*7片］	口服	47.5mg	qd
西罗莫司片［1mg*10片］	口服	2.0mg	qd
硝苯地平控释片［30mg*7片］	口服	30.0mg	qd
他克莫司胶囊［0.5mg*50粒］	口服	2.0mg	bid
依折麦布片［10mg*10片］	口服	10.0mg	qd
护肝片［0.36g*100片］	口服	0.72g	tid
非那雄胺片［5mg*10片］	口服	5.0mg	qn

坦索罗辛缓释胶囊［0.2mg*10粒］	口服	0.2mg	qn
碳酸氢钠片［0.5g*100片］	口服	1.0g	tid
甲泼尼龙片［4mg*24片］	口服	4.0mg	qd

【处方问题】

联合用药不适宜，存在药物相互作用。

【处方分析】

西罗莫司与他克莫司存在药物相互作用。当西罗莫司和钙调磷酸酶抑制剂联用时，有钙调磷酸酶抑制剂诱发溶血性尿毒综合征、血栓形成性血小板减少性紫癜、血栓形成性微血管病的病例报道。因此，两药联用可能增加药物不良反应。

【干预建议】

评估两药联用的必要性，建议结合临床关注不良反应。

处方 ⑮

【处方描述】

患者信息

性别：女；年龄：29岁。

临床诊断：系统性红斑狼疮；痹证类病；热扰心神证。

处方：

吗替麦考酚酯片［0.25g*40片］	口服	0.5g	q12h
硫酸羟氯喹片［0.1g*14片］	口服	0.2g	q12h
他克莫司胶囊［0.5mg*50粒］	口服	1.5mg	bid
骨化三醇软胶囊［0.5μg*10丸］	口服	0.5μg	qd
艾普拉唑肠溶片［5mg*6片］	口服（空腹）	5.0mg	qd
金水宝片［0.42g*24片］	口服	1.68g	bid

【处方问题】

联合用药不适宜，存在药物相互作用。

【处方分析】

患者诊断为系统性红斑狼疮，在目前免疫抑制治疗中使用吗替麦考酚酯、羟氯喹、他克莫司。吗替麦考酚酯与质子泵抑制剂艾普拉唑之间存在药物相互作用。据报道，同时服用吗替麦考酚酯和抗酸药或质子泵抑制剂时，可以观察到麦考酚酸（MPA）暴露量降低；但对比同时服用质子泵抑制剂的患者和未同时服用质子泵抑制剂的患者，其移植排斥率或移植物丢失率无显著差异。基于这些数据，可认为单独使用吗替麦考酚酯时MPA暴露量比吗替麦考酚酯与质子泵抑制剂联用时降低幅度小，可换用麦考酸制剂进行治疗。

【干预建议】

如继续使用吗替麦考酚酯，需结合血药浓度监测，根据MPA暴露量（area under curve，AUC）调整药物剂量；或换用麦考酸制剂联合治疗。

参考文献

［1］Bullingham RE，Nicholls A，Hale M. Pharmacokinetics of mycophenolatemofetil（RS61443）: a short review［J］.Transplant Proc，1996，28（2）: 925-929.

［2］陈立，赵志刚.药物治疗学［M］.北京：清华大学出版社，2012.

［3］中华医学会内分泌学分会，中国内分泌代谢病专科联盟.糖皮质激素类药物临床应用指导原则（2023版）［J］.中华内分泌代谢杂志，2023，39（4）: 289-296.

［4］中国中西医结合学会皮肤性病专业委员会环境与职业性皮肤病学组.规范外用糖皮质激素类药物专家共识［J］.中华皮肤科杂志，2015，48，（2）: 73-75.

［5］中华医学会儿科学分会儿童用药委员会，中华医学会儿科学分会免疫学组，《中华儿科杂志》编辑委员会.糖皮质激素在儿童风湿病中应用专家共识（上）［J］.中华儿科杂志，2018，56（3）: 166-173.

［6］中华医学会儿科学分会儿童用药委员会，中华医学会儿科学分会免疫学组，《中华儿科杂志》编辑委员会.糖皮质激素在儿童风湿病中应用专家共识（下）［J］.中华儿科杂志，2019，57（1）: 16-20.

［7］Wong W，Venetz JP，Tolkoff-Rubin N，et al. 2005 immunosuppressive strategies in kidney transplantation: which role for the calcineurin inhibitors?［J］. Transplantation，2005，80: 289.

［8］de la Garza RG，Sarobe P，Merino J，et al. Trial of complete weaning from immunosuppression for liver transplant recipients: factors predictive of tolerance［J］. Liver Transpl，2013，19: 937.

［9］Schmeding M，Kiessling A，Neuhaus R，et al. Mycophenolate mofetil monotherapy in liver transplantation: 5-year follow-up of a prospective randomized trial［J］. Transplantation，2011，92: 923.

［10］Saliba F，Duvoux C，Gugenheim J，et al. Efficacy and Safety of Everolimus and Mycophenolic Acid With Early Tacrolimus Withdrawal After Liver Transplantation: A Multicenter Randomized Trial［J］. Am J Transplant，2017，17: 1843.

[11] Rodr í guez-Per á lvarez M, Germani G, Papastergiou V, et al. Early tacrolimus exposure after liver transplantation: relationship with moderate/severe acute rejection and long-term outcome [J]. J Hepatol, 2013, 58: 262.

[12] Shimoji S, Hashimoto D, Tsujigiwa H, et al. Graft-versus-host disease targets ovary and causes female infertility in mice [J]. Blood, 2017, 129: 1216.

[13] Martin PJ, Rizzo JD, Wingard JR, et al. First-and second-line systemic treatment of acute graft-versus-host disease: recommendations of the American Society of Blood and Marrow Transplantation [J]. Biol Blood Marrow Transplant, 2012, 18: 1150.

[14] Dignan FL, Clark A, Amrolia P, et al. Diagnosis and management of acute graft-versus-host disease [J]. Br J Haematol, 2012, 158: 30.

[15] Ruutu T, Gratwohl A, de Witte T, et al. Prophylaxis and treatment of GVHD: EBMT-ELN working group recommendations for a standardized practice [J]. Bone Marrow Transplant, 2014, 49: 168.

[16] Wolff D, Ayuk F, Elmaagacli A, et al. Current practice in diagnosis and treatment of acute graft-versus-host disease: results from a survey among German-Austrian-Swiss hematopoietic stem cell transplant centers [J]. Biol Blood Marrow Transplant, 2013, 19: 767.

[17] Smolen JS, Landew é RBM, Bijlsma JWJ, et al. EULAR recommendations for the management of rheumatoid arthritis with synthetic and biological disease-modifying antirheumatic drugs: 2019 update [J]. Ann Rheum Dis, 2020, 79: 685.

[18] Singh JA, Saag KG, Bridges SL Jr, et al. 2015 American College of Rheumatology Guideline for the Treatment of Rheumatoid Arthritis [J]. Arthritis Rheumatol, 2016, 68: 1.

[19] Hanauer SB. Inflammatory bowel disease [J]. N Engl J Med, 1996, 334: 841.

[20] Kam L, Cohen H, Dooley C, et al. A comparison of mesalamine suspension enema and oral sulfasalazine for treatment of active distal ulcerative colitis in adults [J]. Am J Gastroenterol, 1996, 91: 1338.

［21］Kane S. Medication adherence and the physician-patient relationship［J］. Am J Gastroenterol, 2002, 97: 1853.

［22］Hindryckx P, Novak G, Vande Casteele N, et al. Review article: dose optimisation of infliximab for acute severe ulcerative colitis［J］. Aliment Pharmacol Ther, 2017, 45: 617.

［23］Kidney Disease: Improving Global Outcomes（KDIGO）Transplant Work Group. KDIGO clinical practice guideline for the care of kidney transplant recipients［J］. Am J Transplant, 2009, 9 Suppl 3: S1.

［24］Gervasini G, Garcia M, Macias RM, et al. Impact of genetic polymorphisms on tacrolimus pharmacokinetics and the clinical outcome of renal transplantation ［J］. Transpl Int, 2012, 25: 471.

［25］Pallet N, Etienne I, Buchler M, et al. Long-Term Clinical Impact of Adaptation of Initial Tacrolimus Dosing to CYP3A5 Genotype［J］. Am J Transplant, 2016, 16: 2670.

［26］Levy G, Thervet E, Lake J, et al. Patient management by Neoral C（2） monitoring: an international consensus statement［J］. Transplantation, 2002, 73: S12.

［27］Budde K, Bunnapradist S, Grinyo JM, et al. Novel once-daily extended-release tacrolimus（LCPT）versus twice-daily tacrolimus in de novo kidney transplants: one-year results of Phase III, double-blind, randomized trial［J］. Am J Transplant, 2014, 14: 2796.

［28］陈文倩, 张雷, 张弋, 等. 实体器官移植他克莫司个体化治疗专家共识［J］. 实用器官移植电子杂志, 2022, 10（04）: 301-308.

［29］刘晓曼, 陈杰. 肾移植患者免疫抑制剂长期管理医药专家共识［J］. 今日药学, 2022, 32（11）: 801-816.

［30］陈凯, 王唑, 史政荣. 肝移植术后肿瘤复发与免疫抑制剂的关系［J］. 中华肝胆外科杂志, 2021, 27（03）: 192-196.

［31］Schiff J, Cole E, Cantarovich M. Therapeutic monitoring of calcineurin inhibitors for the nephrologist［J］. Clin J Am Soc Nephrol, 2007, 2: 374.

［32］Thervet E, Pfeffer P, Scolari MP, et al. Clinical outcomes during the first three months posttransplant in renal allograft recipients managed by C2 monitoring of cyclosporine microemulsion［J］. Transplantation, 2003, 76: 903.

［33］Cole E, Maham N, Cardella C, et al. Clinical benefits of neoral C2 monitoring in the long-term management of renal transplant recipients［J］. Transplantation, 2003, 75: 2086.

［34］曹雪涛. 医学免疫学［M］. 北京: 人民卫生出版社, 2021.

［35］中华医学会消化病学分会炎症性肠病学组. 中国炎症性肠病治疗药物监测专家共识意见［J］. 中华炎性肠病杂志, 2018, 2（4）: 253-259.

［36］Papamichael K, Cheifetz AS, Melmed GY, et al. Appropriate Therapeutic Drug Monitoring of Biologic Agents for Patients With Inflammatory Bowel Diseases［J］. Clin Gastroenterol Hepatol, 2019, 17（9）: 1655-1668.

［37］Brunet M, Millan O. Getting immunosuppression just right: the role of clinical biomarkers in predicting patient response post solid organ transplantation［J］. Expert Rev Clin Pharmacol, 2021, 14（12）: 1467-1479.

［38］Kotowski MJ, Bogacz A, Bartkowiak-Wieczorek J, et al. Effect of Multidrug-Resistant 1（MDR1）and CYP3A4*1B Polymorphisms on Cyclosporine-Based Immunosuppressive Therapy in Renal Transplant Patients［J］. Ann Transplant, 2019, 24: 108-114.

［39］Relling MV, Schwab M, Whirl-Carrillo M, et al. Clinical Pharmacogenetics Implementation Consortium Guideline for Thiopurine Dosing Based on TPMT and NUDT15 Genotypes: 2018 Update［J］. Clin Pharmacol Ther, 2019, 105（5）: 1095-1105.

［40］Birdwell KA, Decker B, Barbarino JM, et al. Clinical Pharmacogenetics Implementation Consortium（CPIC）Guidelines for CYP3A5 Genotype and Tacrolimus Dosing［J］. Clin Pharmacol Ther, 2015, 98（1）: 19-24.

［41］中华人民共和国国家卫生和计划生育委员会. 药物代谢酶和药物作用靶点基因检测技术指南（试行）概要［J］. 实用器官移植电子杂志, 2015, 3（05）: 257-267.

［42］王辰, 姚树坤. 精准医学: 药物治疗纲要［M］. 北京: 人民卫生出版社, 2021.

［43］owak KM, Rdzanek-Pikus M, Romanowska-Prochnicka K, et al. High prevalence of steroid-induced glucose intolerance with normal fasting glycaemia during low-dose glucocorticoid therapy: an oral glucose tolerance test screening study [J]. Rheumatology (Oxford), 2021, 60 (6): 2842-2851.

[44] Trinanes J, Rodriguez-Rodriguez AE, Brito-Casillas Y, et al. Deciphering Tacrolimus-Induced Toxicity in Pancreatic beta Cells [J]. Am J Transplant, 2017, 17 (11): 2829-2840.

[45] 石炳毅, 贾晓伟. 中国器官移植术后糖尿病诊疗指南 (2016版) [J]. 器官移植, 2016, 7 (06): 407-416.

[46] Ferguson LD, Sattar N, Mcinnes IB. Managing Cardiovascular Risk in Patients with Rheumatic Disease [J]. Rheum Dis Clin North Am, 2022, 48 (2): 429-444.

[47] Giollo A, Bissell LA, Buch MH. Cardiovascular outcomes of patients with rheumatoid arthritis prescribed disease modifying anti-rheumatic drugs: a review [J]. Expert Opin Drug Saf, 2018, 17 (7): 697-708.

[48] 李钢, 石炳毅, 巨春蓉, 等. 实体器官移植术后感染诊疗技术规范 (2019版) ——总论与细菌性肺炎 [J]. 器官移植, 2019, 10 (04): 343-351.

[49] Winthrop KL, Park SH, Gul A, et al. Tuberculosis and other opportunistic infections in tofacitinib-treated patients with rheumatoid arthritis [J]. Ann Rheum Dis, 2016, 75 (6): 1133-1138.

[50] Roberts MB, Fishman JA. Immunosuppressive Agents and Infectious Risk in Transplantation: Managing the "Net State of Immunosuppression" [J]. Clin Infect Dis, 2021, 73 (7): e1302-e1317.

[51] 李钢, 药晨. 器官移植术后乙型肝炎病毒感染诊疗规范 (2019版) [J]. 实用器官移植电子杂志, 2020, 8 (02): 81-85.

[52] 石炳毅, 巨春蓉. 器官移植受者侵袭性真菌病临床诊疗技术规范 (2019版) [J]. 器官移植, 2019, 10 (03): 227-236.

[53] Fayyaz A, Igoe A, Kurien BT, et al. Haematological manifestations of lupus [J]. Lupus Sci Med, 2015, 2 (1): e78.

[54] Liu J, Li X, Huang T, et al. Efficacy and safety of 12 immunosuppressive agents for idiopathic membranous nephropathy in adults: A pairwise and network meta-analysis [J]. Front Pharmacol, 2022, 13: 917532.

[55] 梁传鹏, 赵丽霞, 刘敏, 等. 肾内及风湿免疫类药物超药品说明书用药

专家共识［山东省超药品说明书用药专家共识（2022版）系列］［J］.中国合理用药探索，2023，20（03）：37-43.

［56］张俊梅，邓江红，檀晓华，等.儿童自身炎症性疾病诊断与治疗专家共识［J］.罕见病研究，2022，1（03）：296-303.

［57］章云涛，吴萍萍，沈世超，等.《成人肝移植受者免疫抑制方案：意大利工作小组的共识推荐》解读［J］.实用器官移植电子杂志，2022，10（04）：309-314.

［58］莫小兰，钟岑，钟纬璇，等.3318张儿科常用免疫抑制剂处方专项点评［J］.中国医院用药评价与分析，2021，21（06）：733-736.

［59］宋尧，郭恒，张超，等.原发性肾病综合征患者免疫抑制剂的药物相互作用筛查［J］.中南药学，2021，19（02）：297-301.

［60］高慧儿，王姗，闫美玲，等.IATDMCT他克莫司个体化治疗的TDM共识（2019版）报告解读［J］.实用器官移植电子杂志，2020，8（01）：1-8+10.

练习题及答案解析

免疫抑制剂类药物审方要点习题与答案解析（一）

一、单选题（每题1分，共50分）

1. 以下症状或疾病不属于免疫抑制剂临床合理应用的是（ ）

 A. 强直性脊柱炎   B. 系统性红斑狼疮 C. 慢性肾脏病

 D. 发热   E. 皮肌炎

2. 环孢素与其他免疫抑制剂合用时（如与皮质激素合用，作为三联或四联用药的一部分），其初始用量应为（ ）mg/（kg·d），分两次口服

 A. 2~6   B. 3~6   C. 10~15

 D. 12~15   E. 15~20

3. 下列药物不属于免疫抑制剂类药物的是（ ）

 A. 甲氨蝶呤   B. 环磷酰胺   C. 吡非尼酮

 D. 索拉非尼   E. 地塞米松

4. 不属于2022年公布的《中华人民共和国医师法》中对于医师在特定场景下合理超适应证用药的四个前提条件的是（ ）

 A. 药品具有循证医学证据

 B. 没有其他更安全有效的治疗手段

 C. 经济合理的治疗手段

 D. 患者知情同意并且在相关医疗机构建立了管理机制

 E. 药品说明书更新不及时

5. 以下不属于适应证不适宜的情况的是（ ）

 A. 糖皮质激素用于预防输液反应

 B. 白芍总苷治疗肾病综合征

 C. 地塞米松磷酸钠注射液雾化吸入

 D. 昆仙胶囊治疗强直性脊柱炎

 E. 糖皮质激素用于退热治疗

6. 处方中临床诊断与药品说明书适应证相一致，但对于特殊人群并非用药最佳属于（ ）

A.超常处方　　　　　　B.适应证不适宜　　　　C.用法用量不适宜

D.配伍禁忌　　　　　　E.遴选药品不适宜

7.不属于需慎重使用糖皮质激素的情况是（　　）

A.库欣综合征　　　　　　　　　B.动脉粥样硬化

C.慢性肾脏病患者　　　　　　　D.肠道疾病或慢性营养不良的患者

E.近期手术后的患者

8.属于长效糖皮质激素类药物的是（　　）

A.泼尼松　　　　　　　B.甲泼尼龙　　　　　　C.曲安西龙

D.布地奈德　　　　　　E.倍他米松

9.具有治疗药物监测（TDM）指征的药物不包括（　　）

A.环孢素　　　　　　　B.依维莫司　　　　　　C.吗替麦考酚酯

D.布地奈德　　　　　　E.英夫利昔单抗

10.西罗莫司属于哪类免疫抑制剂（　　）

A.糖皮质激素类　　　　B.钙调磷酸酶抑制剂　　C.烷化剂

D.抗代谢药　　　　　　E.mTOR抑制剂

11.下列生物类药物的处方审核中需特别注意用法不适宜的是（　　）

A.英夫利昔单抗　　　　B.免疫球蛋白　　　　　C.阿达木单抗

D.利妥昔单抗　　　　　E.乌司奴单抗

12.与他克莫司联用不存在药物相互作用的是（　　）

A.泊沙康唑　　　　　　B.卡泊芬净　　　　　　C.阿托伐他汀

D.五酯胶囊　　　　　　E.利福平

13.伏立康唑与环孢素产生药物相互作用主要是代谢酶为（　　）

A.CYP2C19　　　　　　B.FMO　　　　　　　　C.CYP2D6

D.UGT1A4　　　　　　E.CYP3A4

14.不属于免疫抑制剂用药原则的是（　　）

A.联合用药　　　　　　　　　　B.终身服药

C.根据个人耐受程度选择用药　　D.皮试

E.需监测相关指标

15.肝移植后早期免疫抑制剂联用方案中，一般不包括（　　）

A.环孢素　　　　　　　B.吗替麦考酚酯　　　　C.倍他米松

D.他克莫司　　　　　　E.泼尼松

16.部分临床指南不推荐mTOR作为初始维持免疫抑制的一部分原因是（　　）

    A.价格过高　　　　　　B.肾毒性显著　　　　　　C.早期会引起并发症

    D.可及性差　　　　　　E.疗效不及他克莫司

17.糖皮质激素与非甾体抗炎药联用时，易产生何种不良反应（　　）

    A.拮抗　　　　　　　　B.相互作用　　　　　　　C.诱发溃疡

    D.骨质疏松　　　　　　E.急性肾功能衰竭

18.以下属于DMARDs的是（　　）

    A. CsA　　　　　　　　B. MTX　　　　　　　　　C. MMP

    D. FK506　　　　　　　E. NSAIDs

19.对于所有SLE患者均推荐的接受治疗的药物是（　　）

    A.甲氨蝶呤　　　　　　B.环磷酰胺　　　　　　　C.环孢素

    D.羟氯喹　　　　　　　E.泼尼松

20.阿达木单抗治疗溃疡性结肠炎非诱导治疗的常规剂量为（　　）

    A. 0.2g　　　　　　　　B. 80mg　　　　　　　　C. 1~2mg

    D. 80ml　　　　　　　　E. 40mg

21.需通过治疗药物监测调整剂量的免疫抑制剂是（　　）

    A.泼尼松　　　　　　　B.甲泼尼龙　　　　　　　C.环磷酰胺

    D.来氟米特　　　　　　E.西罗莫司

22.在需要进行TDM的免疫抑制剂中，不宜以谷浓度为临床参考范围的是（　　）

    A.环孢素　　　　　　　B.他克莫司　　　　　　　C.西罗莫司

    D.吗替麦考酚酯　　　　E.英夫利昔单抗

23.成人肾移植维持性免疫抑制治疗患者，环孢素谷浓度在移植后1~3个月的目标值为（　　）ng/ml

    A. 200~300　　　　　　B. 100~300　　　　　　　C. 150~350

    D. 200~250　　　　　　E. 50~150

24.成人肾移植维持性免疫抑制治疗患者，他克莫司谷浓度在移植后1~3个月的目标值为（　　）ng/ml

    A. 20~30　　　　　　　B. 10~30　　　　　　　　C. 10~15

    D. 6~8　　　　　　　　E. 8~15

25.需密切监测免疫抑制剂药效学指标的指征是(　　)

　　A.合理选择用药时

　　B.患者发生疾病活动或复发

　　C.未出现排斥反应

　　D.应随时监测免疫功能水平

　　E.患者用药及病理生理情况稳定时

26.使用他克莫司时需监测以下哪种基因的基因型(　　)

　　A. CYP2C19　　　　　　B. FMO　　　　　　　C. CYP2D6

　　D. UGT1A4　　　　　　E. CYP3A5

27.不属于免疫抑制剂药物不良反应的是(　　)

　　A.心血管并发症　　　　　　　B.肾功能亢进

　　C.骨髓抑制　　　　　　　　　D.内分泌系统并发症

　　E.感染

28.不同作用机制的免疫抑制剂联合使用时，最常出现的不良反应为(　　)

　　A.感染　　　　　　　　B.耐药　　　　　　　C. Q-T间期延长

　　D.心脏毒性　　　　　　E.急性肾损伤

29.霉酚酸酯可引起部分患者的顽固性腹泻，可考虑减量或者替换为(　　)

　　A.氢化可的松　　　　　B.麦考酚钠　　　　　C.他克莫司

　　D.英夫利昔单抗　　　　E.环磷酰胺

30.糖皮质激素中抗炎等效剂量最低的是(　　)

　　A.氢化可的松　　　　　B.倍他米松　　　　　C.曲安西龙

　　D.甲泼尼龙　　　　　　E.泼尼松龙

31.可上调钙调磷酸酶抑制剂代谢水平的药物是(　　)

　　A.利福平　　　　　　　B.伏立康唑　　　　　C.两性霉素B

　　D. ACEI　　　　　　　E.奈玛特韦/利托那韦

32.可显著抑制钙调磷酸酶抑制剂代谢水平的药物是(　　)

　　A.利福平　　　　　　　B.伏立康唑　　　　　C.两性霉素B

　　D.阿托伐他汀　　　　　E.糖皮质激素

33.硫唑嘌呤的适应证不包括(　　)

　　A.器官移植时抗排异反应，多与糖皮质激素合用，或加用抗淋巴细胞
　　　球蛋白

B.广泛用于类风湿关节炎

C.系统性红斑狼疮

D.自身免疫性溶血性贫血

E.非特发性血小板减少

34.吗替麦考酚酯的适应证包括（　　）

A.可耐受其他免疫抑制剂或疗效不佳的类风湿关节炎

B.全身性红斑狼疮

C.继发性肾小球肾炎

D.特发性血小板减少

E.肺纤维化

35.以下说法正确的是（　　）

A.吗替麦考酚酯预防排斥应于移植前服用

B.硫唑嘌呤口服剂量一般为每日100mg

C.咪唑立宾口服维持剂量为2~3mg/kg

D.来氟米特不能用于治疗银屑病

E.儿童不能使用来氟米特

36.环磷酰胺儿童常用口服剂量为（　　）mg/kg

A.2~6 　　　　　　　B.2~4 　　　　　　　C.6~12

D.3~6 　　　　　　　E.1~2

37.环磷酰胺成人常用口服剂量为（　　）mg/kg

A.2~6 　　　　　　　B.2~4 　　　　　　　C.6~12

D.3~6 　　　　　　　E.1~2

38.甲氨蝶呤用于急性淋巴细胞白血病维持治疗的口服剂量为（　　）mg/m²

A.2~6 　　　　　　　B.12~15 　　　　　　C.15~20

D.20~50 　　　　　　E.50~100

39.英夫利昔单抗的适应证不包括（　　）

A.类风湿关节炎 　　　B.克罗恩病 　　　　　C.强直性脊柱炎

D.银屑病 　　　　　　E.关节炎

40.雷公藤多苷的适应证为（　　）

A.强直性脊柱炎 　　　B.移植后 　　　　　　C.类风湿关节炎

D.系统性红斑狼疮 　　E.关节痛

41.糖皮质激素不适用于的自身免疫性疾病治疗包括（　　）

    A.强直性脊柱炎　　　　　　B.移植后　　　　　　　C.类风湿关节炎

    D.系统性红斑狼疮　　　　　E.寻常型银屑病

42.不属于联合用药不适宜的是（　　）

    A.同类药物合用　　　　　　　　　　B.相同作用机制的药物合用

    C.药物配伍使用时作用增强　　　　　D.药物配伍使用时作用减弱

    E.药物配伍使用时产生气体

43.以下属于适应证不适宜的是（　　）

    A.羟氯喹用于类风湿关节炎

    B.白芍总苷用于类风湿关节炎

    C.雷公藤多苷用于类风湿关节炎

    D.昆仙胶囊用于类风湿关节炎

    E.布地奈德用于类风湿关节炎

44.适应证不适宜包括（　　）

    A.所选药品与临床诊断不符　　　　B.使用正确药物

    C.选择药物符合临床诊断　　　　　D.选择药物符合患者病情

    E.选择糖皮质激素治疗慢性肾脏病

45.对于中成药或中药来源的免疫抑制剂，下列说法错误的是（　　）

    A.应遵循中医药理论及中医药治疗学理论

    B.处方诊断一般要求书写中医病证名称

    C.均可只书写西医疾病名

    D.严格按照说明书使用

    E.注意药物不良反应监测

46.遴选药品不适宜不包括（　　）

    A.选用的药物相对于老年、儿童、孕妇等特殊人群

    B.肝、肾功能不全的某些患者

    C.存在潜在的不良反应或安全隐患等情况

    D.处方开具药品是特殊人群，如妊娠期妇女、哺乳期妇女禁忌使用

    E.患者不存在药物禁忌的疾病史

47.妊娠期妇女使用相对安全的免疫抑制剂为（　　）

    A.羟氯喹　　　　　　　B.环孢素　　　　　　　C.乌司奴单抗

D.来氟米特　　　　　　　　E.环磷酰胺

48.哺乳期妇女使用相对安全的免疫抑制剂为（　　）

　　A.羟氯喹　　　　　　　　B.环孢素　　　　　　　C.乌司奴单抗

　　D.来氟米特　　　　　　　E.环磷酰胺

49.环孢素与下列哪种药物使用不会增加肾毒性（　　）

　　A.庆大霉素　　　　　　　B.阿奇霉素　　　　　　C.万古霉素

　　D.磺胺类抗菌药物　　　　E.两性霉素B

50.以下不属于重复用药的是（　　）

　　A.同一类别免疫抑制剂没有同时使用的指征

　　B.同张处方中含有两种不同的糖皮质激素乳膏

　　C.两类免疫抑制剂同时使用

　　D.同张处方中含有两种含糖皮质激素的滴眼液

　　E.同张处方中存在含有同一种糖皮质激素的喷雾剂

二、多选题（每题2分，共20分）

51.与依纳西普属于同一类的免疫抑制剂是（　　）

　　A.英夫利昔单抗　　　　　B.乌司奴单抗　　　　　C.西罗莫司

　　D.阿达木单抗　　　　　　E.利妥昔单抗

52.不属于地塞米松适应证不适宜的是（　　）

　　A.地塞米松大剂量冲击治疗移植物抗宿主病

　　B.地塞米松乳膏治疗湿疹

　　C.地塞米松磷酸钠注射液预防普通输液反应

　　D.地塞米松滴眼液用于真菌性结膜炎治疗

　　E.地塞米松磷酸钠注射液鞘内注射

53.下列药物推荐进行TDM的是（　　）

　　A.环磷酰胺　　　　　　　B.依那西普　　　　　　C.环孢素

　　D.甲氨蝶呤　　　　　　　E.霉酚酸

54.与4mg甲泼尼龙片剂等效的是（　　）

　　A.5mg泼尼松龙　　　　　　　　　B.0.75mg地塞米松

　　C.0.8mg可的松　　　　　　　　　D.40mg甲泼尼龙琥珀酸酯注射液

　　E.25mg氢化可的松

55.可以鞘内注射的糖皮质激素是( )

    A.氢化可的松注射液   B.醋酸尼松龙注射液

    C.地塞米松磷酸钠注射液   D.醋酸地塞米松注射液

    E.注射用氢化可的松琥珀酸钠

56.长效糖皮质激素包括( )

    A.倍他米松   B.曲安西龙   C.曲安奈德

    D.氢化可的松   E.甲泼尼龙

57.不属于CYP3A4强抑制剂的是( )

    A.地塞米松   B.达芦那韦   C.伏立康唑

    D.泊沙康唑   E.贯叶连翘

58.属于P-gp抑制剂的是( )

    A.克拉霉素   B.卡维地洛   C.环孢素

    D.卡马西平   D.利福平

59.以下药物组合具有药物相互作用的是( )

    A.伏立康唑+西罗莫司   B.泊沙康唑+环孢素

    C.米卡芬净+依那西普   D.他克莫司+西罗莫司

    E.环孢素+阿托伐他汀

60.遴选药品不适宜常发生在免疫抑制剂应用的何种情况( )

    Λ.儿童适应证适宜应用

    B.老年人适应证不适宜应用

    C.妊娠期妇女适应证适宜应用

    D.肝肾功能异常患者适应证适宜应用

    E.超说明书应用

三、案例题（每题3分，共30分）

处方一：

【处方描述】

患者信息

性别：女；年龄：65岁。

临床诊断：结缔组织病相关性间质性肺炎；肺部感染；干燥综合征；继发性抗心磷脂抗体综合征；2型糖尿病；弥漫性间质性肺病；脾胃虚证；寒湿

困脾证。

处方：

曲安西龙片 [4mg*60 片]	口服	8.0mg	qd
羟氯喹薄膜衣片 [0.2g*10 片]	口服	0.2g	q12h
白芍总苷胶囊 [0.3g*60 粒]	口服	2粒	bid

61.请指出该处方的问题。

62.请分析该处方问题的具体原因。

63.请给出针对该处方的干预建议。

处方二：

【处方描述】

患者信息

性别：女；年龄：40岁。

临床诊断： 肾移植状态；肾性贫血；高血压病。

处方：

西罗莫司片 [1mg*10 片]	口服	1.0mg	qd
泼尼松片 [5mg*100 片]	口服	25.0mg	qd
环孢素软胶囊 [25mg*50 粒]	口服	150.0mg	q12h

64.请指出该处方的问题。

65.请分析该处方问题的具体原因。

66.请给出针对该处方的干预建议。

处方三：

【 处方描述 】

患者信息

性别：男；年龄：8 岁。

临床诊断：移植后原发性移植物植入不良；造血干细胞移植术后。

处方：

甲泼尼龙片［4mg*30 片］	口服	4.0mg	qd
西罗莫司片［1mg*10 片］	口服	0.5mg	qd
伐昔洛韦片［0.3g*6 片］	口服（餐前）	0.15g	bid

67.请指出该处方的问题。

68.请分析该处方问题的具体原因。

69.请给出针对该处方的干预建议。

处方四：

【 处方描述 】

患者信息

性别：男；年龄：52 岁。

临床诊断：湿疹；高血压病。

处方：

复方醋酸地塞米松乳膏	外用	适量	tid
糠酸莫米松乳膏	外用	适量	qd

70.请指出该处方的问题并提出干预建议。

【答案解析】

1.D　**解析**：在临床上，常规的发热症状没有使用免疫抑制剂的指征。

2.C　**解析**：环孢素用于常规器官移植初始剂量为10~15mg/（kg·d），分两次给药，并应于移植手术前12小时服用。

3.D　**解析**：索拉非尼为靶向TKI类抗肿瘤药物。

4.E。

5.C　**解析**：地塞米松注射液用于雾化吸入属于用法用量不适宜。

6.E　**解析**：常见的遴选药品不适宜的情况包括：药品适应证适宜，但特殊人群禁用或慎用；药品选择与患者性别、年龄不符；以及未根据不同疾病和不同免疫抑制剂的特点正确选用免疫抑制剂的情况。

7.C　**解析**：需慎重使用糖皮质激素的情况有库欣综合征、动脉粥样硬化、肠道疾病或慢性营养不良的患者及近期手术后的患者。

8.E　**解析**：糖皮质激素根据生物半衰期的长短，又分为短效糖皮质激素、中效糖皮质激素，以及长效糖皮质激素。短效糖皮质激素，生物半衰期为8~12个小时，代表药物主要包括氢化可的松、可的松；中效糖皮质激素，生物半衰期是12~36个小时，代表药物主要包括泼尼松、泼尼松龙以及甲泼尼松龙；长效糖皮质激素，生物半衰期是36~72小时，代表药物主要包括地塞米松、倍他米松。

9.D　**解析**：钙调磷酸酶抑制剂，如环孢素、他克莫司；mTOR抑制剂，如西罗莫司；抗细胞增殖类药物，如吗替麦考酚酯制剂；抗叶酸代谢药物，如甲氨蝶呤；以及TNF抑制剂类生物药，如英夫利昔单抗与阿达木单抗，均有外周血浓度治疗药物监测的临床应用指征。在临床使用过程中，需要根据血药浓度的变化进行剂量的调整。

10.E　**解析**：西罗莫司属于mTOR抑制剂类免疫抑制剂。

11.E　**解析**：对于生物制剂，可静脉注射用制剂与可皮下注射用制剂往往存在较大区别，如乌司奴单抗的静脉注射剂型与皮下注射剂型。

12.B　**解析**：卡泊芬净不属于酶抑制剂或诱导剂，与CYP3A4底物不存在药物相互作用。

13.E　**解析**：伏立康唑是CYP2C9、CYP2C19、CYP3A4的底物和强抑制剂，环孢素为CYP3A4的底物，因此两者药物相互作用主要的靶点是CYP3A4。

14.D　**解析**：免疫抑制剂用药没有皮试的指征。

15.C

16.A

17.C　**解析**：糖皮质激素与NSAIDs药物合用时会增加发生消化道溃疡的风险。

18.E　**解析**：非甾体抗炎药不属于改变病情的抗风湿药。

19.D　**解析**：对于活动性类风湿关节炎患者，我们会启用NSAIDs或糖皮质激素开始抗炎治疗，具体取决于疾病活动度，并且通常会以甲氨蝶呤（MTX）开始DMARDs治疗。NSAIDs以及全身性和关节内糖皮质激素可快速降低疾病活动度，而MTX等DMARDs可能需数周至数月才能达到最佳效果。对于无法使用MTX的患者可能需要用其他药物替代，如羟氯喹、柳氮磺吡啶或来氟米特。若MTX等初始DMARDs治疗无效，我们通常会使用DMARDs联合治疗（如，MTX+柳氮磺吡啶和羟氯喹，或MTX+TNF抑制剂），同时采用抗炎药物治疗活动性炎症。

20.E

21.E

22.D

23.A　**解析**：对于成人肾移植维持性免疫抑制治疗患者，环孢素谷浓度的目标值：移植后1~3个月为200~300ng/ml；移植后3个月以上为50~150ng/ml。

24.C　**解析**：他克莫司的谷浓度范围：移植后1~3个月为10~15ng/ml；4~12个月为8~13ng/ml；12个月后为6~8ng/ml。

25.B

26.E

27.B　**解析**：对肾功能的影响主要是降低肾功能。

28.A

29.B

30.B

31.A

32.B　**解析**：伏立康唑是一种CYP3A4强抑制剂，与环孢素、他克莫司等药物联用时需及时调整免疫抑制剂的剂量。

33.E **解析：** 硫唑嘌呤主要用于器官移植时抗排异反应，多与糖皮质激素合用，或加用抗淋巴细胞球蛋白。也可广泛用于类风湿关节炎、系统性红斑狼疮、自身免疫性溶血性贫血、特发性血小板减少性紫癜等自身免疫性疾病。

34.B

35.B

36.A **解析：** 环磷酰胺儿童常用量为口服每日 2~6mg/kg，连用 10~14 天，休息 1~2 周重复。

37.B

38.C **解析：** 甲氨蝶呤用于急性淋巴细胞白血病维持治疗，一次 15~20mg/m^2，每周一次。

39.E

40.C

41.E **解析：** 糖皮质激素具有抑制自身免疫的药理作用，但并不适用于所有自身免疫性疾病的治疗，如慢性淋巴细胞浸润性甲状腺炎（桥本病）、Ⅰ型糖尿病、寻常型银屑病等。

42.C

43.E

44.A

45.C

46.E

47.C

48.A

49.B

50.C **解析：** 对于局部给药的外用制剂，包括乳膏、软膏以及滴眼液等，对于同一类别免疫抑制剂没有同时使用的指征，特别是对于糖皮质激素类外用制剂，常出现同张处方中含有两种不同的糖皮质激素乳膏的情况，属于重复给药，在不提高临床疗效的基础上易叠加产生不良反应，应避免该情况的发生。

51.ABDE **解析：** 均属于生物类制剂。

52.ABE

53.ACDE　**解析：**依那西普目前尚无TDM的有效临床证据。

54.AB

55.CE

56.ABC

57.AE

58.ABC

59.ABDE

60.ACD

61.适应证不适宜。

62.白芍总苷适应证仅为类风湿关节炎，无干燥综合征的适应证。

63.停用白芍总苷，如需超说明书用药，需备案。

64.存在药物相互作用。

65.环孢素与西罗莫司存在药物相互作用，环孢素是一种CYP3A4与P-gp的抑制剂，能够提升西罗莫司的血药浓度。

66.建议密切监测环孢素与西罗莫司的血药浓度及潜在的不良反应。

67.药物遴选不适宜/超药品说明书用药，用法用量不适宜。

68.西罗莫司适用于13岁以上患者，对于13岁以下儿童患者的安全性和疗效尚未确定。另外，西罗莫司片分剂量易造成药物剂量不准确，应选择其他制剂。

69.选择其他对于儿童用药更安全的免疫抑制剂，如需超说明书用药，应备案并采用全血治疗药物监测，建议选择适宜分剂量的规格或剂型用药。

70.重复用药。建议只选择一种外用糖皮质激素类药物。

免疫抑制剂类药物审方要点习题与答案解析（二）

一、单选题（每题1分，共50分）

1. 以下说法错误的是（　　）

   A. 处方审核在临床合理用药及安全用药中具有重要的作用

   B. 处方审核是医疗机构药师发挥药学专业技术能力的重要途径

   C. 处方审核具有一定的规则

   D. 处方审核可以用处方点评替代

   E. 处方审核使患者安全用药获益

2. 以下药物不属于免疫抑制剂的是（　　）

   A. 环孢素　　　　　　　B. 纳武利尤单抗　　　　C. 地塞米松

   D. 西罗莫司　　　　　　E. 英夫利昔单抗

3. 以下属于免疫抑制剂处方审核基本原则的是（　　）

   A. 可以放宽对于免疫抑制剂类药物处方适应证不适宜的审核

   B. 在明确适应证适宜的前提下，对于免疫抑制剂处方还需考察遴选药
      品的适宜性

   C. 免疫抑制剂的用法用量范围广泛，可超说明书常规使用

   D. 免疫抑制剂类药物相互作用不大，可不重点关注

   E. 对于外用免疫抑制剂类药物，可与常规同类不同种药物联合使用

4. 在肝移植后早期治疗，常使用2~3种免疫抑制剂类药物预防排斥反应，
   以下药物不合理的是（　　）

   A. 泼尼松　　　　　　　B. 环孢素　　　　　　　C. 他克莫司

   D. 吗替麦考酚酯　　　　E. 环磷酰胺

5. 以下药物不属于免疫抑制剂类药物的是（　　）

   A. 甲氨蝶呤　　　　　　B. 环磷酰胺　　　　　　C. 托法替布

   D. 安罗替尼　　　　　　E. 地塞米松

6. 可引起他克莫司和环孢素血药浓度升高的药物不包括（　　）

   A. 酮康唑　　　　　　　B. 伏立康唑　　　　　　C. 伊曲康唑

   D. 克拉霉素　　　　　　E. 卡泊芬净

7. 以下不加重他克莫司和环孢素肾毒性的是（　　）

   A. 两性霉素B　　　　　B. 阿米卡星　　　　　　C. 左氧氟沙星

D.万古霉素   E.替考拉宁

8.造血干细胞移植后使用环孢素预防GVDH的初始剂量为（ ）

     A.1mg/（kg·d）   B.3mg/（kg·d）   C.5mg/（kg·d）

     D.7mg/（kg·d）   E.10mg/（kg·d）

9.不属于自身免疫系统疾病的是（ ）

     A.系统性红斑狼疮   B.类风湿关节炎   C.溃疡性结肠炎

     D.特应性皮炎   E.风湿病

10.属于常见的缓解病情抗风湿药类的药物是（ ）

     A.泼尼松   B.甲泼尼龙   C.曲安西龙

     D.布地奈德   E.来氟米特

11.具有治疗药物监测（TDM）指征的药物不包括（ ）

     A.环孢素   B.依维莫司   C.吗替麦考酚酯

     D.地塞米松   E.英夫利昔单抗

12.他克莫司属于哪类免疫抑制剂（ ）

     A.糖皮质激素类   B.钙调磷酸酶抑制剂   C.烷化剂

     D.抗代谢药   E.mTOR抑制剂

13.甲氨蝶呤的主要作用机制是（ ）

     A.降低自身免疫性抗体水平

     B.竞争性地结合钙调磷酸酶，并对其产生抑制作用

     C.抑制IL-2介导的信号转导，从而会导致细胞周期停滞在G1/S期

     D.竞争性抑制叶酸还原酶

     E.非竞争性、可逆性抑制次黄嘌呤单核苷酸脱氢酶

14.对于肾病综合征，临床初始治疗常用（ ）

     A.糖皮质激素   B.环磷酰胺   C.钙调磷酸酶抑制剂

     D.吗替麦考酚酯   E.硫唑嘌呤

15.对于成人肾移植维持性免疫抑制治疗，以下说法正确的是（ ）

     A.移植后1个月环孢素谷浓度目标值为50~150ng/ml

     B.移植后6个月环孢素谷浓度目标值为200~300ng/ml

     C.移植后1个月他克莫司谷浓度目标值为8~10ng/ml

     D.移植后6个月他克莫司谷浓度目标值为20~30ng/ml

     E.移植后1个月吗替麦考酚酯谷浓度目标值为3~7ng/ml

16.FK506代谢多态性与下列哪项因素显著相关（　）

    A. CYP3A4 　　　　　　B. CYP3A5 　　　　　　C. CYP2C9

    D. CYP2C19 　　　　　　E. CYP1A2

17.对于急性移植物排斥风险较高的患者，推荐免疫抑制治疗维持方案为（　）

    A.他克莫司+环孢素

    B.西罗莫司+泼尼松

    C.他克莫司+环孢素+泼尼松

    D.西罗莫司+麦考酚酸+泼尼松

    E.他克莫司+麦考酚酸+泼尼松

18.与麦考酚酸联用需要减少麦考酚酸用量的药物是（　）

    A.环孢素 　　　　　　B.他克莫司 　　　　　　C.泼尼松

    D.非布司他 　　　　　　E.奥美拉唑

19.关于异基因造血干细胞移植中免疫抑制剂的使用，下列说法错误的是（　）

    A.环孢素清髓性预处理在输注移植物的前一天（第−1天）开始给药

    B.环孢素清髓性预处理在给药后12小时从全血测量环孢素浓度

    C.在没有移植物抗宿主病的情况下，环孢素预防的持续时间为3个月

    D.移植物抗宿主病标准预防是环孢素加吗替麦考酚酯

    E.环孢素剂量根据全血环孢素浓度，毒性（肾功能不全、微血管病、神经系统问题）进行调整

20.以下说法正确的是（　）

    A.急性GVHD的一线治疗是泼尼松

    B.急性GVHD治疗激素初始剂量持续五天，期间不减少剂量

    C.慢性GVHD患者如已经接受皮质类固醇治疗效果不佳，则可考虑加入环孢素并减少皮质类固醇的剂量

    D.初步评估慢性GVHD一线治疗疗效所需的时间至少为三个月。

    E.在疾病持续或复发的情况下，应尽早减少GVHD预防

21.自身免疫性疾病和器官移植术后的首位死亡原因是（　）

    A.感染 　　　　　　B.酮症酸中毒 　　　　　　C.心肌梗死

    D.骨髓抑制 　　　　　　E.急性肾衰竭

22.糖皮质激素用于免疫抑制治疗常用剂量为（　　）

    A.氢化可的松 200~300mg   B.可的松 10~20mg

    C.泼尼松 10~20mg   D.泼尼松 30~40mg

    E.地塞米松 10~20mg

23.以下说法不正确的是（　　）

    A.糖皮质激素以早晨 8 时一次性顿服为佳

    B.他克莫司速释制剂应在固定时间间隔 12 小时空腹服用

    C.移植前或移植后 24 小时内开始钙调磷酸酶抑制剂治疗

    D.吗替麦考酚酯预防排斥剂量应于移植 24 小时内开始服用

    E.环孢素首次剂量可在移植后的 24 小时内给予

24.环孢素不得与下列哪项联用（　　）

    A.氨氯地平   B.辛伐他汀   C.二甲双胍

    D.非布司他   E.利伐沙班

25.一般不对育龄期女性受者使用的是（　　）

    A.泼尼松   B.吗替麦考酚酯   C.英夫利昔单抗

    D.硫唑嘌呤   E.羟氯喹

26.关于吗替麦考酚酯的说法，下列错误的是（　　）

    A.适用于接受同种异体肾脏或肝脏移植患者的预防器官排斥反应

    B.可与环孢素、他克莫司及糖皮质激素同时使用

    C.可用于不能耐受其他免疫抑制剂或疗效不佳的类风湿关节炎

    D.伴有严重肝实质病变的肾脏移植患者不可用

    E.具有致突变和致畸效应

27.他克莫司的常用剂量为（　　）mg/（kg·d）

    A.0.1~0.2   B.0.2~0.3   C.0.3~0.4

    D.0.5~0.6   E.0.6~0.7

28.环孢素与氟康唑合用可能会（　　）

    A.出现累加性或协同性肾损伤

    B.增加血清钾，导致高钾血症

    C.增加心脏毒性风险

    D.降低免疫抑制剂血清浓度，增加器官排斥的风险

    E.增加免疫抑制剂血清浓度，导致显著毒性

29.抗细胞增殖类免疫抑制剂不包括(　　)

    A.吗替麦考酚酯　　　　　B.硫唑嘌呤　　　　　　C.环磷酰胺

    D.来氟米特　　　　　　　E.咪唑立宾

30.来氟米特治疗系统性红斑狼疮及银屑病关节炎成人一日剂量常为(　　)

    A.1g　　　　　　　　　　B.2g　　　　　　　　　C.15mg

    D.20mg　　　　　　　　　E.30mg

31.吗替麦考酚酯不推荐联用(　　)

    A.环孢素　　　　　　　　B.硫唑嘌呤　　　　　　C.他克莫司

    D.西罗莫司　　　　　　　E.泼尼松

32.环磷酰胺在治疗自身免疫性疾病中可能发生的不良反应有(　　)

    A.肝损害　　　　　　　　B.肾损伤　　　　　　　C.骨髓抑制

    D.生殖毒性　　　　　　　E.以上都是

33.以下免疫抑制剂中属于前体药物的是(　　)

    A.吗替麦考酚酯　　　　　B.他克莫司　　　　　　C.环孢素

    D.硫唑嘌呤　　　　　　　E.来氟米特

34.患者,男,52岁,肾移植后给予环孢素。有关环孢素的使用注意事项,下列错误的说法是(　　)

    A.早、晚各给药一次,间隔12h

    B.根据谷浓度调整给药剂量

    C.餐前或餐后给药,用药时间保持一致

    D.第1个月内保持血药浓度维持在200~300ng/ml

    E.软胶囊应嚼碎服用

35.免疫抑制治疗中环磷酰胺的常用剂量为(　　)

    A.口服每日2~4mg/kg

    B.口服每日2~4mg/kg,连用5~7天,休息1~2周重复

    C.口服每日2~4mg/kg,连用10~14天,休息1~2周重复

    D.口服每日5~10mg/kg,连用5~7天,休息1~2周重复

    E.口服每日5~10mg/kg,连用10~14天,休息1~2周重复

36.免疫抑制治疗中甲氨蝶呤的常用剂量为(　　)

    A.口服成人一次2~4mg,qd

    B.口服成人一次2~4mg,qod

C.口服成人一次2~4mg，qw

D.口服成人一次5~10mg，qd

E.口服成人一次5~10mg，qw

37.治疗类风湿关节炎首选的改变病情抗风湿药和联合治疗的基本药物是（　　）

    A.糖皮质激素　　　　　　B.甲氨蝶呤　　　　　　C.英夫利昔单抗

    D.柳氮磺胺吡啶　　　　　E.环磷酰胺

38.类风湿关节炎患者受孕前，甲氨蝶呤应至少停用多长时间（　　）

    A.1个月　　　　　　　　B.2个月　　　　　　　　C.3个月

    D.6个月　　　　　　　　E.12个月

39.合用可抑制甲氨蝶呤的肾排泄而导致血清药浓度增高的药物是（　　）

    A.乙胺嘧啶　　　　　　　B.别嘌呤醇　　　　　　　C.保泰松

    D.磺胺嘧啶　　　　　　　E.阿司匹林

40.关于单抗类免疫抑制剂的说法，下列错误的是（　　）

    A.英夫利昔单抗可用于类风湿关节炎、克罗恩病、强直性脊柱炎、银屑病及成人溃疡性结肠炎的治疗

    B.阿达木单抗用于类风湿关节炎、强直性脊柱炎以及银屑病的治疗

    C.英夫利昔单抗、阿达木单抗和戈利木单抗是靶向TNF-α的单克隆抗体

    D.英夫利昔单抗可以与其他TNF阻滞剂联用增加药效

    E.治疗期间不建议同时接种活疫苗

41.以下不是免疫抑制剂的是（　　）

    A.羟氯喹　　　　　　　　B.白芍总苷　　　　　　　C.雷公藤多苷

    D.昆仙胶囊　　　　　　　E.百令胶囊

42.非紧急情况下，下列可使用糖皮质激素类药物的是（　　）

    A.患者具有严重精神病史、癫痫

    B.患者处于活动性消化性溃疡

    C.患者处于急性感染期

    D.患者有肾小球肾病病史

    E.患者处于妊娠初期

43.糖皮质激素泼尼松作用时间在（　　）

    A.4~6小时　　　　　　　B.8~12小时　　　　　　C.12~36小时

    D.36~54小时　　　　　　E.36~72小时

44.免疫抑制剂处方审核的主要内容不包括(　　)

A.确认处方的合法性

B.审核处方用药适应证的适宜性

C.审核处方的遴选药品的适宜性

D.审核处方用药用法用量的适宜性

E.确认处方的经济性

45.处方适应证审核需关注要点不包括(　　)

A.是否需要药物治疗

B.用药临床收益与不良反应

C.所选药品与临床诊断相符

D.同类药物遴选是否适宜

E.是否超说明书用药

46.患者,女性,20岁。发热2周,继而出现膝关节疼痛,诊断为系统性红斑狼疮(轻型),该患者的药物治疗可选择

A.泼尼松+环磷酰胺　　　B.羟氯喹+抗生素　　　　C.NSAIDs+羟氯喹

D.环磷酰胺+抗生素　　　E.NSAIDs+抗生素

47.下列属于适应证不适宜的处方是(　　)

A.泼尼松用于寻常型银屑病

B.来氟米特用于器官移植抗排异反应

C.咪唑立宾用于抑制肾移植时的排异反应

D.硫唑嘌呤用于类风湿关节炎

E.吗替麦考酚酯用于肾病综合征

48.下列不属于免疫抑制剂超说明书用药的是(　　)

A.环孢素用于干燥综合征

B.泼尼松用于类风湿关节炎

C.吗替麦考酚酯用于狼疮性肾病

D.他克莫司用于原发性肾病综合征

E.甲氨蝶呤用于系统性红斑狼疮

49.下列为P-gp诱导剂的是(　　)

A.环孢素　　　　　　　　B.酮康唑　　　　　　　　C.克拉霉素

D.卡维地洛　　　　　　　E.苯妥英钠

50.下列不属于联合用药不适宜的是（　　）

A.不需联合用药而采用联合用药的情况

B.同类药物，相同作用机制的药物合用

C.联合用药致副作用或毒性增强，引起严重不良反应

D.联合用药使治疗作用过度增强，超出了机体所能耐受的能力

E.以上都不是

二、多选题（每题2分，共20分）

51.患者免疫状态评估应考虑（　　）

A.患者的疾病活动评分　　　　　B.自身抗体水平

C.移植患者主要器官功能的改善　D.移植物活检

E.药物的毒副作用

52.下列可增加糖尿病发生风险的免疫抑制剂包括（　　）

A.糖皮质激素　　　　B.环孢素　　　　C.他克莫司

D.羟氯喹　　　　　　E.甲氨蝶呤

53.实体器官移植的初始维持免疫抑制方案常规首选（　　）

A.糖皮质激素　　　　　　　B.钙调磷酸酶抑制剂

C.mTOR抑制剂　　　　　　D.吗替麦考酚酯

E.TNF抑制剂

54.关于糖皮质激素药物相互作用，下列正确的是（　　）

A.与噻嗪类利尿药或两性霉素B合用时需注意补钾

B.与NSAIDs类抗炎药物合用需注意抑酸护胃

C.与抗凝药合用时需增加抗凝药物的剂量

D.与部分三唑类抗真菌药物，如伊曲康唑合用时应注意增加激素的用量

E.与苯巴比妥、苯妥英钠、利福平等合用需减少剂量

55.监测抗TNF药物疗效可以采用的方法是（　　）

A.临床观察　　　　　　　　B.检测血药谷浓度

C.检测抗药抗体　　　　　　D.检测药物代谢物

E.测定生物标志物水平（CRP）

56.能改善类风湿关节炎病情的药物包括（　　）

A.甲氨蝶呤　　　　B.来氟米特　　　　C.羟氯喹

D.托法替布　　　　E.洛索洛芬

57. 下列有药物相互作用的是（　　）

    A. 硫唑嘌呤+别嘌醇　　　　　　　B. 他克莫司+伏立康唑

    C. 来氟米特+华法林　　　　　　　D. 环孢素+西罗莫司

    E. 羟氯喹+非布司他

58. 下列可用于狼疮性肾病的是（　　）

    A. 糖皮质激素　　　　B. 环磷酰胺　　　　C. 硫唑嘌呤

    D. 羟氯喹　　　　　　E. 吗替麦考酚酯

59. 下列药物禁用于妊娠期与哺乳期妇女的是（　　）

    A. 阿达木单抗　　　　B. 甲氨蝶呤　　　　C. 环磷酰胺

    D. 来氟米特　　　　　E. 利妥昔单抗

60. 免疫抑制剂的用药原则有（　　）

    A. 需监测相关指标调整给药剂量

    B. 小剂量开始用药

    C. 联合用药

    D. 根据个人耐受程度选择用药

    E. 终身服药

三、案例题（每题3分，共30分）

处方一：

【处方描述】

患者信息

性别：女；年龄：29岁。

临床诊断：类风湿关节炎；脾胃虚证。

处方：

羟氯喹薄膜衣片［0.2g*10片］	口服	0.4g	qd
白芍总苷胶囊［0.3g*60粒］	口服	2粒	bid

61. 请指出该处方的问题并提出干预建议。

处方二：

【处方描述】

患者信息

性别：男；年龄：64岁。肝移植术后3年，复查肝功能指标稳定。

临床诊断：肝移植状态；高脂血症。

处方：

阿托伐他汀钙片［1mg*10片］	口服	10mg	qd
泼尼松片［5mg*100片］	口服	25.0mg	qd
环孢素软胶囊［25mg*50粒］	口服	150.0mg	q12h

62.请指出该处方的问题。

63.请分析该处方问题的具体原因。

64.请给出针对该处方的干预建议。

处方三：

【处方描述】

患者信息

性别：女；年龄：27岁。体重：50kg。病理检查示微小病变性肾病，1年内反复复发3次。

临床诊断：肾病综合征。

处方：

甲泼尼龙片［4mg*30片］	口服	5.0mg	qd
环孢素软胶囊［25mg*50粒］	口服	150mg	qd
复方磺胺甲噁唑［（0.4g∶0.08g）*100片］	口服	1片	qd

65.请指出该处方的问题。

66.请分析该处方问题的具体原因。

67.请给出针对该处方的干预建议。

处方四：

【处方描述】

患者信息

性别：男；年龄：51岁。尿蛋白为4.1g/d，肾小球滤过率为65ml/（min·1.73m^2）。

临床诊断：膜性肾病；肾病综合征；2型糖尿病。

处方：

甲泼尼龙片［4mg*30片］	口服	20.0mg	qd
氯沙坦钾片［0.1g*7片］	口服	0.2g	bid
阿卡波糖片［50mg*30片］	嚼服	50.0mg	tid
达格列净片［10mg*14片］	口服	10.0mg	qd
替普瑞酮胶囊［50mg*80粒］	口服	50.0mg	tid

68.请指出该处方的问题。

69.请分析该处方问题的具体原因。

70.请给出针对该处方的干预建议。

【答案解析】

1.D　解析：处方审核在临床合理用药及安全用药中具有重要的作用，是医疗机构药师发挥药学专业技术能力的重要途径。处方点评不可以替代处方审核。

2.B　解析：免疫抑制剂作为临床常用的一类调节免疫功能的药物，主要包括糖皮质激素、钙调磷酸酶抑制剂与mTOR抑制剂、抗细胞增殖类药物、烷化剂与抗叶酸类药物、生物制剂、中药及中药来源的免疫抑制剂。纳武利尤单抗为免疫检查点抑制剂，不属于免疫抑制剂。

3.B　解析：免疫抑制剂处方审核的基本原则包括重点关注含免疫抑制剂类药物处方适应证不适宜的情况。在明确适应证适宜的前提下，对于免疫抑制剂处方还需考察遴选药品的适宜性。对于免疫抑制剂需注意其用法用量的适宜性，包括药品剂型与给药途径的适宜性。重点关注免疫抑制处方中药物相互作用及不合理联合用药。

4.E　解析：环磷酰胺不常规用于肝移植患者排异反应的免疫抑制治疗。

5.D　解析：安罗替尼属于抗肿瘤酪氨酸激酶抑制剂，不需要免疫抑制剂。

6.E　解析：卡泊芬净属于棘白菌素类抗真菌药物，不与他克莫司及环孢素形成有临床意义的药物相互作用。

7.C　解析：两性霉素B、阿米卡星、万古霉素及替考拉宁均具有一定的肾毒性，与他克莫司或环孢素联用，将增加发生肾功能异常的风险。

8.B

9.E

10.E　解析：常见的治疗方案主要采用缓解病情抗风湿药（DMARDs）类药物，此类药物包括非生物类DMARDs，即甲氨蝶呤、来氟米特等，而生物类DMARDs包括依那西普、英夫利昔单抗、阿达木单抗、托西珠单抗等。

11.D　解析：糖皮质激素类药物不常规进行TDM。

12.B　解析：他克莫司属于钙调磷酸酶抑制剂类免疫抑制剂。

13.D　解析：甲氨蝶呤的主要作用机制是竞争性抑制叶酸还原酶。在DNA合成和细胞复制的过程中叶酸必须被此酶还原成四氢叶酸。甲氨蝶呤抑制叶酸的还原，并且干扰了组织细胞的复制。糖皮质激素具有抗炎及免疫抑制作用，还可以降低自身免疫性抗体水平。mTOR抑制IL–2介导的信号转导，从而会导致细胞周期停滞在G1/S期。吗替麦考酚酯是高效、选择性、非竞争性、可逆性的次黄嘌呤单核苷酸脱氢酶（IMPDH）抑制剂。

14.A

15.对于成人肾移植维持性免疫抑制治疗患者，环孢素谷浓度的目标值：移植后1~3个月为200~300ng/ml，移植后3个月以上为50~150ng/ml；他克莫司的谷浓度范围：移植术后1~3个月为8~10ng/ml；3个月以上为3~7ng/ml；吗替麦考酚酯血药浓度监测主要以0~12小时血浆浓度-时间曲线下面积为参数。

16.B **解析**：FK506主要由肝脏CYP3A4、CYP3A5等酶代谢，其中CYP3A5多态性显著影响FK506血浆及组织药物浓度。

17.E **解析**：对于急性移植物排斥风险较高的患者，推荐三联免疫抑制治疗维持方案，包括一种钙调磷酸酶抑制剂（他克莫司）、一种抗代谢药（麦考酚酸）和泼尼松，不常规推荐使用mTOR抑制剂或西普类免疫抑制剂作为初始维持免疫抑制方案的一部分。

18.B **解析**：他克莫司会抑制麦考酚酸（MMF和EC-MPS的活性代谢物）的代谢酶UDP-葡萄糖醛酸基转移酶，因此增加麦考酚酸的浓度。对于同时使用麦考酚酸的患者，如果用他克莫司代替环孢素，我们通常会将麦考酚酸的剂量减少50%。

19.C **解析**：在没有GVHD的情况下，环孢素预防的持续时间为6个月。

20.E **解析**：急性GVHD的一线治疗是甲泼尼龙；急性GVHD治疗激素初始剂量持续七天，期间不减少剂量；慢性GVHD患者如已经接受皮质类固醇治疗效果不佳，则可考虑加入环孢素并增加皮质类固醇的剂量；初步评估慢性GVHD一线治疗疗效所需的时间至少为一个月。

21.A

22.C **解析**：一般剂量长期疗法开始常用泼尼松10~20mg或等效剂量其他糖皮质激素。

23.D **解析**：吗替麦考酚酯预防排斥剂量应于移植72小时内开始服用。

24.B **解析**：辛伐他汀与环孢素合用可能导致横纹肌溶解。

25.B **解析**：吗替麦考酚酯具有致突变和致畸效应。

26.D **解析**：伴有严重肝实质病变的肾脏移植患者不需做剂量调整。

27.A

28.E **解析**：氟康唑为肝药酶抑制剂，与环孢素合用增加免疫抑制剂血清浓度，导致显著毒性。

29.C　**解析：**环磷酰胺为细胞毒性免疫抑制剂。

30.D　**解析：**来氟米特治疗系统性红斑狼疮及银屑病关节炎，成人口服一次20mg，每日1次；病情控制后可以10~20mg/d维持。

31.B　**解析：**不推荐本品和硫唑嘌呤联合使用，因为两者都可能引起骨髓抑制，联合给药没有进行临床研究。

32.E

33.A　**解析：**吗替麦考酚酯属于前体药物。

34.E　**解析：**环孢素软胶囊需整粒吞服。

35.C　**解析：**免疫抑制治疗中环磷酰胺口服每日2~4mg/kg，连用10~14天，休息1~2周重复。

36.E　**解析：**甲氨蝶呤的常用剂量为口服成人一次5~10mg，一日1次，每周1~2次。

37.B　**解析：**甲氨蝶呤应作为治疗类风湿关节炎首选的改变病情抗风湿药（DMARDs）和联合治疗的基本药物。2015年美国风湿病学会和2016年欧洲抗风湿病联盟制定的RA治疗指南中均将甲氨蝶呤定位为RA初始治疗的首选用药。

38.C　**解析：**受孕前男女双方均须停用甲氨蝶呤至少3个月。

39.E　**解析：**甲氨蝶呤和水杨酸盐等同用，可抑制甲氨蝶呤的肾排泄而导致血清药浓度增高，继而毒性增加，应酌情减少用量。

40.D　**解析：**不推荐英夫利昔单抗与其他用于治疗与英夫利昔单抗相同病症的生物制品组合，可能增加感染风险。

41.E　**解析：**百令胶囊具有益精气、补肺肾作用。

42.D　**解析：**糖皮质激素不可用于严重精神病史、癫痫、活动性消化性溃疡、未能控制的感染、妊娠初期及产褥期病史的患者。

43.C　**解析：**泼尼松为中效药物，作用时间多在12~36小时。

44.E

45.D　**解析：**遴选药品不适宜的是指在适应证适宜的基础上，对于同类药物选择未考虑药物间差别情况下导致的处方不适宜的情况。

46.C　**解析：**轻型的SLE，虽有狼疮活动，而无明显内脏损害者，药物治疗包括非甾体类抗炎药（NSAIDs）和抗疟药。抗疟药对减少病情的活动、减少激素的副作用方面效果肯定。

47.A　**解析**：糖皮质激素具有抑制自身免疫的药理作用，但并不适用于所有自身免疫性疾病的治疗，如慢性淋巴细胞浸润性甲状腺炎（桥本病）、Ⅰ型糖尿病、寻常型银屑病等。

48.C

49.E

50.B　**解析**：同类药物，相同作用机制的药物合用属于重复用药。

51.ABCDE

52.AC　**解析**：糖皮质激素诱导胰岛素抵抗和损伤外周葡萄糖摄取，而钙调磷酸酶抑制剂（CNI）能抑制胰岛素的生成和对胰岛B细胞的直接毒性作用。环孢素对血糖影响小。

53.ABD　**解析**：部分临床指南在实体器官移植的免疫抑制治疗中不常规推荐使用mTOR抑制剂或TNF抑制剂作为初始维持免疫抑制方案的一部分。

54.ABC　**解析**：部分三唑类抗真菌药物，如伊曲康唑会升高甲泼尼龙的血药浓度并加强其肾上腺抑制作用，合用时应注意减少激素的用量；苯巴比妥、苯妥英钠、利福平等肝药酶诱导剂可加快皮质激素的代谢，故皮质激素需适当增加剂量。

55.ABCE　**解析**：监测抗TNF药物疗效可采用临床观察、治疗药物监测（检测血药谷浓度、抗药抗体），以及测定生物标志物水平（CRP、粪钙卫蛋白）等方法。

56.ABCD　**解析**：洛索洛芬是非甾体抗炎药，可改善关节红肿热痛症状。

57.ABCD　**解析**：羟氯喹较少发生显著的药动学药物相互作用。

58.ABCDE

59.BCDE

60.ACDE

61.用法用量不适宜。羟氯喹调整用法用量为0.2g，q12h。

62.药物联用不适宜，药物存在相互作用。

63.肝移植患者获得充分肝功能且无排斥反应达6个月，通常即可采用单一药物继续免疫抑制治疗，一般使用钙调磷酸酶抑制剂。患者肝移植术后3年，复查肝功能指标稳定，考虑不应联用糖皮质激素。环孢素与他汀类存在药物相互作用，增加他汀类药物水平和肌毒性风险。

64.建议激素启动减量，逐渐停用激素。降脂药物调整为相互作用较少的普伐他汀同时密切监护环孢素血药浓度。

65.药物联用不适宜。

66.长期大剂量使用糖皮质激素合并其他危险因素的患者需要注意肺孢子虫肺炎感染，患者当前感染风险较小，无需预防用药。

67.建议去除复方磺胺甲噁唑用于预防感染用药。

68.用法用量不适宜。

69.患者近期尿蛋白为 4.1g/d，肌酐水平略偏高，可按中危水平膜性肾病治疗，处方中选择氯沙坦钾为 ARB 类药物，联合使用泼尼松进行治疗，符合临床治疗规范，氯沙坦常规用法用量为每日一次 100mg，处方中用量偏大。

70.建议调整氯沙坦每日一次，每次 100mg 口服。另外，建议与医师沟通糖皮质激素合并使用降糖药的适宜性，并提示需关注血糖的变化情况，根据实际情况及时调整用药。

免疫抑制剂类药物审方要点习题与答案解析（三）

一、单选题（每题1分，共50分）

1.以下疾病不需要使用免疫抑制剂的是（　　）

    A.类风湿关节炎　　　　B.红斑狼疮　　　　　　C.膜性肾小球肾炎

    D.皮肤真菌病　　　　　E.艾滋病

2.以下有关免疫抑制剂处方审核相关法律法规，下列错误的是（　　）

    A.医师是处方审核工作的第一责任人

    B.依法经过资格认定的药师或者其他药学技术人员调配处方，应当进行核对，对处方所列药品不得擅自更改或者代用

    C.对有配伍禁忌或者超剂量的处方，应当拒绝调配

    D.所有处方均应当经审核通过后方可进入划价收费和调配环节，未经审核通过的处方不得进行收费和调配

    E.药师发现不合理用药，处方医师不同意修改时，药师应当作好记录并纳入处方点评

3.以下不属于免疫抑制剂处方审核基本原则的是（　　）

    A.重点关注含免疫抑制剂类药物处方适应证不适宜的情况

    B.在明确适应证适宜的前提下，对于免疫抑制剂处方还需考察遴选药品的适宜性

    C.免疫抑制剂的用法用量范围广泛，可超说明书常规使用

    D.对于免疫抑制剂需注意其用法用量的适宜性，包括药品剂型与给药途径的适宜性

    E.重点关注免疫抑制处方中药物相互作用及不合理联合用药

4.大部分移植中心在肾移植后免疫抑制治疗采用三联疗法，以下（　　）除外

    A.羟氯喹　　　　　　　B.环孢素　　　　　　　C.他克莫司

    D.吗替麦考酚酯　　　　E.泼尼松

5.以下药物会增加他克莫司和环孢素血药浓度的是（　　）

    A.巴比妥类　　　　　　B.卡马西平　　　　　　C.利福平

    D.酮康唑　　　　　　　E.地塞米松

6.以下药物会降低他克莫司和环孢素血药浓度的是( )

    A.酮康唑   B.伏立康唑   C.伊曲康唑

    D.克拉霉素   E.异烟肼

7.羟甲基戊二酰辅酶A还原酶抑制剂与环孢素合用可能导致横纹肌溶解，偶尔还可引起急性肾损伤。以下非禁止与环孢素联用的是( )

    A.洛伐他汀   B.阿托伐他汀   C.普伐他汀

    D.辛伐他汀   E.瑞舒伐他汀

8.以下关于麦考酚酯，错误的是( )

    A.同时使用环孢素似乎会使麦考酚酸的谷浓度降低

    B.患者不能耐受麦考酚酯和肠溶麦考酚钠，则换为硫唑嘌呤

    C.一般不对育龄期女性受者使用麦考酚酸，除非其正在使用长效避孕
       药、已接受外科绝育手术或绝对不孕

    D.麦考酚酸具有致畸性，禁用于妊娠女性

    E.同时使用他克莫司也会使麦考酚酸的谷浓度降低

9.缓解病情抗风湿药类药物，以下不属于生物类DMARDs的是( )

    A.依那西普   B.英夫利昔单抗   C.阿达木单抗

    D.来氟米特   E.托西珠单抗

10.有关羟氯喹治疗系统性红斑狼疮错误的是( )

    A.推荐所有SLE患者都接受羟氯喹治疗，不论病情程度和疾病活动度如何

    B.剂量根据患者体重差异进行调整，最大剂量为50mg/（kg·d）

    C.具有危及视力的视网膜毒性，给予适当剂量且常规监测眼部，可避
       免该风险

    D.可延长QTc间期

    E.中度疾病患者，通常对羟氯喹联合5~15mg/d泼尼松（或与之等效的
       糖皮质激素）短期治疗有反应

11.有关急性重度溃疡性结肠炎治疗，下列错误的是( )

    A.初始治疗为静脉给予糖皮质激素

    B.首选氢化可的松，因为与甲泼尼龙相比，其引起的钠潴留和钾丢失更少

    C.对于重度溃疡性肠炎患者，与间断性静脉推注相比，持续静脉输注
       糖皮质激素并不能更安全、更有效地达到临床缓解

    D.若静脉糖皮质激素治疗有效，患者大多在开始治疗后3~5日内症状

改善(即便次减少、出血减少)

    E.对于5日内无反应的患者,启动二线治疗,即抗TNF制剂或环孢素

12.以下免疫抑制剂指南不推荐用于治疗IgA肾病的是( )

    A.泼尼松   B.环磷酰胺   C.他克莫司

    D.吗替麦考酚酯   E.硫唑嘌呤

13.以下对于免疫抑制剂,根据药理作用分类有误的是( )

    A.糖皮质激素类,泼尼松、甲泼尼龙

    B.钙调磷酸酶抑制剂,环孢素

    C.mTOR抑制剂,西罗莫司、他克莫司

    D.抗细胞增殖类免疫抑制剂,吗替麦考酚酯、硫唑嘌呤

    E.竞争性抑制叶酸还原酶,甲氨蝶呤

14.关于成人肾移植维持性免疫抑制治疗患者,环孢素浓度目标值错误的是( )

    A.移植后1~3个月谷浓度的目标值为200~300ng/ml

    B.移植后3个月以上谷浓度的目标值为50~150ng/ml

    C.移植后1~3个月峰浓度的目标值为800~1000ng/ml

    D.移植后3个月以上峰浓度的目标值为400~600ng/ml

    E.移植后第1年谷浓度的目标值为250~350ng/ml

15.以下有关免疫抑制剂药效学评价,错误的是( )

    A.评价目标酶的活性能够较好地反映出相应免疫抑制剂的药效学效应

    B.目前临床检测针对目标酶活性的检测已经有成熟的标准

    C.靶部位或循环中细胞因子的水平、淋巴细胞的增殖水平以及细胞免疫应答标志物的水平也可以作为免疫抑制剂药效学评价的指标

    D.免疫抑制剂是把双刃剑

    E.靶部位或循环中细胞因子的水平、淋巴细胞的增殖水平以及细胞免疫应答标志物的水平也可以作为免疫抑制剂药效学评价的指标

16.从药物基因组学的角度,有关FK506错误的是( )

    A.吸收无明显规律、治疗窗窄、不同个体体内代谢利用度有较大差异

    B.主要由肝脏CYP3A4、CYP3A5等酶代谢

    C.CYP3A5多态性显著影响FK506血浆及组织药物浓度,进而影响其疗效和不良反应

D. CYP3A5野生型（*1/*1），酶活性增强，FK506代谢加快，血药浓度下降

E. CYP3A5突变型杂合子（*1/*3），酶活性降低，FK506代谢减慢，血药浓度增加

17.以下不属于免疫抑制剂类药物引起的不良反应的是（　　）

　　A.糖尿病　　　　　　　B.高血压　　　　　　C.感染

　　D.三系升高　　　　　　E.上消化道出血

18.有关糖皮质激素用法、用量不正确的是（　　）

　　A.大剂量冲击疗法　　　B.大剂量长期疗法　　C.小剂量代替疗法

　　D.局部用药　　　　　　E.一般剂量长期疗法

19.以下病症不适合采用糖皮质激素一般剂量长期疗法的是（　　）

　　A.结缔组织病　　　　　B.肾病综合征　　　　C.顽固性支气管哮喘

　　D.过敏性休克　　　　　E.淋巴细胞性白血病

20.有关糖皮质激素药物相互作用，错误的是（　　）

　　A.降低口服降糖药作用

　　B.与苯巴比妥联用，需适当增加剂量

　　C.与噻嗪类利尿剂使用时保钾利尿

　　D.降低口服抗凝药效果

　　E.与NSAIDs类抗炎药物合用更易致使消化性溃疡

21.环孢素改良型的初始剂量为（　　）

　　A. 2~8mg/（kg·d）　　B. 4~10mg/（kg·d）　　C. 1~9mg/（kg·d）

　　D. 6~12mg/（kg·d）　　E. 5~11mg/（kg·d）

22.他克莫司的常用剂量为（　　）

　　A. 0.1~0.2mg/（kg·d）　　　　B. 0.1~0.3mg/（kg·d）

　　C. 0.1~0.4mg/（kg·d）　　　　D. 0.1~0.5mg/（kg·d）

　　E. 0.1~0.6mg/（kg·d）

23.以下药物与环孢素或他克莫司联合给药不引起累加性或协同性肾损伤的是（　　）

　　A.氨基糖苷类　　　　　B.两性霉素B　　　　C.秋水仙碱

　　D.非甾体抗炎药　　　　E.泼尼松

24.下列不属于诱导CYP3A代谢和（或）P-gp外排泵的药物是（　　）

A.卡马西平   B.胺碘酮   C.恩杂鲁胺

D.利福喷丁   E.贯叶连翘

25.他汀类药物与环孢素联合给药可增加他汀类药物水平和肌肉毒性，在缺乏适当的非相互作用替代方案时首选（　　）

A.氟伐他汀   B.阿托伐他汀   C.洛伐他汀

D.匹伐他汀   E.瑞舒伐他汀

26.吗替麦考酚酯成人肾移植患者，推荐口服日剂量为（　　）

A. 1g   B. 1.5g   C. 2g

D. 2.5g   E. 3g

27.吗替麦考酚酯成人肝脏移植患者推荐口服日剂量为（　　）

A. 0.5~1g   B. 1~2g   C. 1.5~2.5g

D. 2~3g   E. 2.5~3.5g

28.以下免疫抑制剂属于抗叶酸类的是（　　）

A.环磷酰胺   B.硫唑嘌呤   C.别嘌醇

D.巯嘌呤   E.甲氨蝶呤

29.肾小球滤过率低于（　　）时，环磷酰胺应减少50%剂量。

A. 5mlmin   B. 8ml/min   C. 10ml/min

D. 12ml/min   E. 15ml/min

30.基于有关维持治疗的横断面研究，英夫利昔单抗建议的目标血药谷浓度为（　　）

A. ≥2.5μg/ml   B. ≥5μg/ml   C. ≥7.5μg/ml

D. ≥10μg/ml   E. ≥12.5μg/ml

31.基于维持治疗的横断面研究，阿达木单抗建议的目标血药谷浓度为（　　）

A. ≥2.5μg/ml   B. ≥5μg/ml   C. ≥7.5μg/ml

D. ≥10μg/ml   E. ≥12.5μg/ml

32.糖皮质激素不适用于的自身免疫性疾病是（　　）

A.风湿热   B.风湿性心肌炎   C.全身性红斑狼疮

D.自身免疫性贫血   E.寻常型银屑病

33.以下属于长效糖皮质激素的是（　　）

A.氢化可的松   B.泼尼松   C.倍他米松

D.甲泼尼龙   E.泼尼松龙

34.有关糖皮质激素冲击疗法，错误的是（　　）

　　A.疗程小于 1 个月

　　B.适用于危重症患者的抢救

　　C.须配合其他有效治疗措施

　　D.可迅速停药

　　E.若无效大部分情况下不可在短时间内重复冲击治疗

35.以下用法、用量不适宜的是（　　）

　　A.地塞米松分次给药

　　B.甲胺蝶呤每日给药

　　C.皮质激素宜采用早晨8~9点1次给药或隔日早晨1次给药

　　D.吗替麦考酚酯在成人肾移植患者中，推荐口服日剂量为2g

　　E.硫唑嘌呤口服每日1~3mg/kg，一般每日100mg，一次服用，可连服数月

36.糖皮质激素可以和以下哪种利尿剂联用，避免出现低钾血症（　　）

　　A.螺内酯　　　　　　　B.呋塞米　　　　　　　C.托拉塞米

　　D.吲达帕胺　　　　　　E.布美他尼

37.羟氯喹口服片剂常规给药方案首次剂量为（　　）

　　A.每日 200mg，分次服用　　　　B.每日 300mg，分次服用

　　C.每日 300mg，一次服用　　　　D.每日 400mg，分次服用

　　E.每日 400mg，一次服用

38.以下有关甲氨蝶呤药物相互作用，错误的是（　　）

　　A.与乙醇同用，可增加肝脏的毒性

　　B.用于痛风或高尿酸血症患者应相应减少别嘌呤醇等药剂量

　　C.与其他抗凝药慎同用

　　D.口服卡那霉素可增加口服甲氨蝶呤的吸收

　　E.口服新霉素钠可减少其吸收

39.以下药物与吗替麦考酚酯均可能引起骨髓抑制，临床上不推荐联合使用的是（　　）

　　A.硫唑嘌呤　　　　　　B.环孢素　　　　　　　C.他克莫司

　　D.泼尼松　　　　　　　E.西罗莫司

40.关于环孢素的用法用量，错误的是（　　）

　　A.口服制剂应在固定时间给药

B.给药时间和进餐时间的间隔应固定

C.未改良型口服溶液不能在室温下与牛奶或橙汁混合同服

D.改良性口服溶液应与水、橙汁或苹果汁混合服用

E.剂量和目标浓度因具体的疾病而异

41.关于糖皮质激素抗炎作用,大小排序正确的是( )

A.可的松＞氢化可的松＞泼尼松＞甲泼尼龙＞地塞米松

B.氢化可的松＞可的松＞泼尼松＞甲泼尼龙＞地塞米松

C.泼尼松＞氢化可的松＞可的松＞甲泼尼龙＞地塞米松

D.甲泼尼龙＞可的松＞氢化可的松＞泼尼松＞地塞米松

E.地塞米松＞甲泼尼龙＞泼尼松＞氢化可的松＞可的松

42.以下生物类免疫抑制剂中属于CD20抑制剂的是( )

A.利妥昔单抗　　　　B.英夫利昔单抗　　　C.阿达木单抗

D.乌司奴单抗　　　　E.优特克单抗

43.存在以下哪种疾病史不可使用糖皮质激素( )

A.过敏性鼻炎　　　　B.骨折　　　　　　　C.三叉神经痛

D.中耳炎　　　　　　E.腱鞘炎

44.关于环孢素血药浓度检测,错误的是( )

A.使用12小时谷浓度

B.用药后2小时的血药浓度

C.简化的血药浓度-时间曲线下面积(area under the curve,AUC)

D.治疗开始2~3日后

E.24小时的血药谷浓度

45.以下免疫抑制剂导致的高脂血症最常见的是( )

A.他克莫司　　　　　B.西罗莫司　　　　　C.环孢素

D.甲氨蝶呤　　　　　E.羟氯喹

46.风湿免疫病可累及任何脏器,最常受累的系统是( )

A.消化系统　　　　　B.呼吸系统　　　　　C.血液系统

D.泌尿系统　　　　　E.生殖系统

47.糖皮质激素在进行大剂量冲击疗法时,用药时间一般不超过( )天

A.1　　　　　　　　　B.2　　　　　　　　　C.3

D.4　　　　　　　　　E.5

48.吗替麦考酚酯预防排斥剂量应于移植（　　）小时内开始服用

    A. 12　　　　　　　　B. 24　　　　　　　　C. 36

    D. 72　　　　　　　　E. 84

49.有关糖皮质激素特殊人群，应用错误的是（　　）

    A.儿童长期应用糖皮质激素，应根据年龄、体重（体表面积更佳）、疾病严重程度和患儿对治疗的反应确定糖皮质激素治疗方案

    B.妊娠期妇女在大剂量使用糖皮质激素时可怀孕

    C.哺乳期妇女应用生理剂量或维持剂量的糖皮质激素对婴儿一般无明显不良影响

    D.哺乳期妇女接受中等剂量、中程治疗方案的糖皮质激素时不应哺乳

    E.老年人在骨折创伤期不可使用

50.以下激素属于蛋白质同化激素的是（　　）

    A.泼尼松　　　　　　B.甲泼尼龙　　　　　　C.比唑甲氢龙

    D.地塞米松　　　　　E.氢化可的松

二、多选题（每题2分，共20分）

51.免疫抑制剂处方审核的基本原则包括（　　）

    A.重点关注含免疫抑制剂类药物处方适应证不适宜的情况

    B.在明确适应证适宜的前提下，对于免疫抑制剂处方还需考察遴选药品的适宜性

    C.对于免疫抑制剂需注意其用法用量的适宜性，包括药品剂型与给药途径的适宜性

    D.重点关注免疫抑制处方中药物相互作用及不合理联合用药

    E.免疫抑制剂的用法用量范围广泛，可超说明书常规使用

52.合理超说明书用药需具有的前提条件是（　　）

    A.具有循证医学证据

    B.没有其他更安全有效、经济合理的治疗手段

    C.患者知情同意

    D.在相关医疗机构建立了管理机制

    E.不需要药师进行审核与点评

53.对于急性移植物排斥风险较高的患者，推荐三联免疫抑制治疗维持方

案，包括（　　）

    A.钙调磷酸酶抑制剂（他克莫司）

    B.一种抗代谢药（麦考酚酸）

    C.泼尼松

    D.mTOR抑制剂

    E.烷化剂

54.对于大部分糖皮质激素难治性急性重度溃疡性结肠炎患者，通常推荐使用英夫利昔单抗，首先使用标准诱导剂量，即在（　　）给予5mg/kg

    A.第0周　　　　　　　　B.第2周　　　　　　　　C.第4周

    D.第6周　　　　　　　　E.第8周

55.患者在下列哪些情况下不得使用环孢素（　　）

    A.高血压（血压＞140/90mmHg）

    B.肾脏疾病［血清肌酐＞1.4mg/dL（124μmol/L）］

    C.癫痫病史

    D.血清总胆固醇低［＜120mg/dL（3.11mmol/L）］

    E.既往生物制剂（如英夫利昔单抗）治疗失败

56.糖皮质激素在肾病综合征临床应用中的治疗原则是（　　）

    A.用药期间需要进行血药浓度监测

    B.病情好转即可停药

    C.起始足量

    D.缓慢减量

    E.以最小有效剂量维持治疗

57.以下药物可增加血清钾的是（　　）

    A.阿米洛利　　　　　　　B.螺内酯　　　　　　　　C.氨苯喋啶

    D.甲氧苄啶　　　　　　　E.呋塞米

58.英夫利昔单抗适应证有（　　）

    A.类风湿关节炎　　　　　B.克罗恩病　　　　　　　C.强直性脊柱炎

    D.银屑病　　　　　　　　E.成人溃疡性结肠炎

59.有关糖皮质激素配伍禁忌，下列正确的有（　　）

    A.不可与氢氯噻嗪合用，可导致严重低血钾

    B.与两性霉素B合用，可造成病灶扩散

C.与苯妥英钠合用，药效降低

D.与布洛芬合用，易导致消化性溃疡

E.与氯霉素合用，药效增强

60.含有免疫抑制剂类药物处方审核中常见问题有（　　）

A.适应证不适宜

B.遴选药品不适宜

C.药品剂型、给药途径不适宜

D.用法、用量不适宜

E.联合用药不适宜或有配伍禁忌及重复用药

三、案例题（共用案例简答题，每题3分，共30分）

处方一：

【处方描述】

患者信息

性别：男；年龄：47岁。

临床诊断：膜性肾病；肾病综合征；2型糖尿病；高血压；高脂血症；肾虚证。

处方：

替普瑞酮胶囊〔50mg*80粒〕	口服	50.0mg	tid
氢氯吡格雷片〔75mg*7片〕	口服	75.0mg	qd
泼尼松片〔5mg*100片〕	口服	15.0mg	qn
氯沙坦钾片〔0.1g*7片〕	口服	0.1g	qd
百令胶囊〔0.5g*70粒〕	口服	1.0g	tid
阿卡波糖片〔50mg*30片〕	嚼服	50.0mg	tid
阿托伐他汀钙片〔20mg*7片〕	口服	20.0mg	qn
达格列净片〔10mg*14片〕	口服	10.0mg	qd

61.请指出该处方的问题。

62.请分析该处方问题的具体原因。

63.请给出针对该处方的干预建议。

处方二：

【处方描述】

患者信息

性别：女；年龄：37岁。乙型病毒性肝炎病史7余年。

临床诊断：系统性红斑狼疮。

处方：

骨化三醇胶丸［0.25μg*10片］	口服	0.25ug	qd
来氟米特片［10mg*30片］	口服	20.0mg	qd
泼尼松片［5mg*100片］	口服	10.0mg	qd
恩替卡韦分散片［0.5mg*21片］	口服	0.5mg	qd
替普瑞酮胶囊［50mg*80粒］	口服	50g	tid
硫酸羟氯喹片［0.1g*14片］	口服	0.2g	qd

64.请指出该处方的问题。

65.请分析该处方问题的具体原因。

66.请给出针对该处方的干预建议。

处方三：

【处方描述】

患者信息

性别：男；年龄：38岁。

临床诊断：膜性肾病；高脂血症。

处方：

环孢素软胶囊［25mg*50粒］	口服	75.0mg	q12h
百令胶囊［0.5g*70粒］	口服	1.0g	tid
阿托伐他汀钙片［20mg*7片］	口服	10.0mg	qd

67.请指出该处方的问题。

68.请分析该处方问题的具体原因。

69.请给出针对该处方的干预建议。

处方四：

【**处方描述**】

患者信息

性别：男；年龄：13岁。

临床诊断：过敏性结膜炎。

处方：

氟米龙滴眼液（5ml）	滴眼	2滴	tid
妥布霉素地塞米松滴眼液（5ml）	滴眼	2滴	q4h

70.请指出该处方的问题并提出干预建议。

【答案解析】

1.E　**解析**：艾滋病属于免疫缺陷病。机体免疫功能紊乱及低下时不应使用免疫抑制剂。

2.A　**解析**：2018年发布的《医疗机构处方审核规范》中明确指出，"药师是处方审核工作的第一责任人"。

3.C　**解析**：免疫抑制剂处方审核的基本原则包括：重点关注含免疫抑制剂类药物处方适应证不适宜的情况。在明确适应证适宜的前提下，对于免疫抑制剂处方还需考察遴选药品的适宜性。对于免疫抑制剂需注意其用法、用量的适宜性，包括药品剂型与给药途径的适宜性。重点关注免疫抑制处方中药物相互作用及不合理联合用药。

4.A　**解析**：大部分的移植中心在肾移植后免疫抑制治疗采用三联疗法，即一种钙调磷酸酶抑制剂（环孢素或他克莫司），一种抗代谢药物（硫唑嘌呤、MMF或EC-MPS）以及一种糖皮质激素（如泼尼松）。

5.D　**解析**：他克莫司和环孢素主要经肝脏的CYP3A4酶系统代谢。酮康唑能够抑制CYP3A4酶活性，使得他克莫司和环孢素代谢减少，血药浓度增加。

6.E　**解析**：他克莫司和环孢素主要经肝脏的CYP3A4酶系统代谢。异烟肼能够诱导CYP3A4酶活性，使得他克莫司和环孢素代谢增加，血药浓度减少。

7.C　**解析**：羟甲基戊二酰辅酶A还原酶抑制剂（如洛伐他汀）与环孢素合用可能导致横纹肌溶解，偶尔还可引起急性肾损伤。该效应可能是由环孢素诱发的他汀类药物代谢障碍介导。从低剂量开始给药可能避免该问题，从而可同时使用这些药物。一些他汀类药物较少引起肌肉毒性，尤其是普伐他汀，与环孢素合用时也是如此。禁止联用环孢素与辛伐他汀。

8.E　**解析**：他克莫司会抑制麦考酚酸（MMF和EC-MPS的活性代谢物）的代谢酶UDP-葡萄糖醛酸基转移酶，因此增加麦考酚酸的浓度。

9.D　**解析**：主要采用缓解病情抗风湿药（DMARDs）类药物，此类药物包括非生物类DMARDs，即甲氨蝶呤、来氟米特等，而生物类DMARDs包括依那西普、英夫利昔单抗、阿达木单抗、托西珠单抗等。

10.B　**解析**：剂量根据患者体重差异进行调整，最大剂量为5mg/（kg·d）。

11.B　**解析**：首选甲泼尼龙，因为与氢化可的松相比，其引起的钠潴留和钾丢失更少。

12.D　**解析:**指南不建议使用吗替麦考酚酯治疗IgA肾病。

13.C　**解析:**他克莫司属于钙调磷酸酶抑制剂。

14.E　**解析:**对于心脏及肺移植后维持免疫抑制治疗患者,环孢素在移植后第1年谷浓度目标值为250~350ng/ml,随后为200~300ng/ml。环孢素峰浓度(C2或C3)在移植后第1年的目标值为900~1200ng/ml。

15.B　**解析:**目前临床检测针对目标酶活性的检测尚无统一的标准,对于目标酶活性的评价仍未在临床进行广泛的应用。

16.E　**解析:**大量研究报告均证实CYP3A5野生型(*1/*1)或突变型杂合子(*1/*3),酶活性增强,可迅速代谢FK506,造成血药浓度下降。

17.D　**解析:**多数免疫抑制剂具有骨髓抑制作用,可导致三系减少。

18.B　**解析:**糖皮质激素主要用药方法包括大剂量冲击疗法、一般剂量长期疗法、小剂量代替疗法以及局部用药。

19.D　**解析:**过敏性休克宜采用大剂量冲击疗法。

20.C　**解析:**糖皮质激素与噻嗪类利尿药或两性霉素B均能促使排钾,合用时需注意补钾。

21.B　**解析:**环孢素改良型的初始剂量为4~10mg/(kg·d),口服,分2次给予。

22.A　**解析:**他克莫司的常用剂量为0.1~0.2mg/(kg·d),口服,分2次给予。

23.E　**解析:**除泼尼松外,其余药物均具有潜在肾毒性。

24.B　**解析:**胺碘酮抑制CYP3A酶代谢。

25.A　**解析:**普伐他汀和氟伐他汀是首选,因为相互作用减少。

26.C　**解析:**吗替麦考酚酯成人肾移植患者,推荐口服剂量为1g(日剂量为2g)。

27.B　**解析:**吗替麦考酚酯成人肝脏移植患者推荐口服剂量为0.5~1g,(每天剂量为1~2g)。

28.E　**解析:**甲氨蝶呤通过抑制二氢叶酸还原酶,从而抑制叶酸生成。

29.C　**解析:**使用环磷酰胺时若肾小球滤过率低于10ml/min,应减少环磷酰胺50%剂量。

30.B　**解析:**建议的目标血药谷浓度主要基于有关维持治疗的横断面研

究：英夫利昔单抗≥5μg/ml。

31.C　**解析**：建议的目标血药谷浓度主要基于有关维持治疗的横断面研究：阿达木单抗≥7.5μg/ml。

32.E　**解析**：糖皮质激素具有抑制自身免疫的药理作用，但并不适用于所有自身免疫性疾病的治疗，如慢性淋巴细胞浸润性甲状腺炎（桥本病）、1型糖尿病、寻常型银屑病等。

33.C　**解析**：短效药物如氢化可的松和可的松，作用时间多在8~12小时；中效药物如泼尼松、泼尼松龙、甲泼尼龙，作用时间多在12~36小时；长效药物如地塞米松、倍他米松，作用时间多在36~54小时。

34.A　**解析**：疗程多小于5天。

35.B　**解析**：甲氨蝶呤应每周给药。

36.A　**解析**：螺内酯属于保钾利尿剂。

37.D　**解析**：羟氯喹为口服片剂，常规给药方案为首次剂量为每日400mg，分次服用。

38.B　**解析**：用于痛风或高尿酸血症患者，应相应增加别嘌呤醇等药剂量。

39.A　**解析**：不推荐吗替麦考酚酯和硫唑嘌呤联合使用，因为两者都可能引起骨髓抑制，联合给药没有临床研究依据。

40.C　**解析**：环孢素未改良型口服溶液可在室温下与牛奶或橙汁混合同服。

41.A　**解析**：抗炎作用为可的松0.8、氢化可的松1、泼尼松4、甲泼尼龙5、地塞米松25。

42.A　**解析**：利妥昔单抗是一种人鼠嵌合性单克隆抗体，能特异性地与跨膜抗原CD20结合。

43.B　**解析**：糖皮质激素可使骨折不易愈合。

44.E　**解析**：环孢素的监测应使用12小时谷浓度、用药后2小时的血药浓度或简化的血药浓度–时间曲线下面积（area under the curve，AUC）。环孢素或他克莫司的血药浓度都应在治疗开始2~3日后以及改变剂量后加以测定。

45.B　**解析**：mTOR抑制剂如西罗莫司导致的高脂血症最常见，糖皮质激素与环孢素次之，他克莫司较少。另外，甲氨蝶呤和羟氯喹可能通过调节炎症因子对心脏有保护作用。

46.C　**解析**：风湿免疫病可累及任何脏器，而血液系统是最常受累的系统之一。

47.C　解析：糖皮质激素大剂量冲击疗法用药时间一般不超过3天。

48.D　解析：吗替麦考酚酯预防排斥剂量应于移植72小时内开始服用。

49.B　解析：大剂量使用糖皮质激素者不宜怀孕。

50.C　解析：蛋白质同化激素，如甲睾酮、司坦唑醇、达那唑、丙酸睾酮等。

51.ABCD

52.ABCD

53.ABC　解析：对于急性移植物排斥风险较高的患者，推荐三联免疫抑制治疗维持方案，包括一种钙调磷酸酶抑制剂（他克莫司）、一种抗代谢药（麦考酚酸）和泼尼松。

54.ABD　解析：对于大部分糖皮质激素难治性急性重度溃疡性结肠炎患者，通常推荐使用英夫利西单抗，首先使用标准诱导剂量：在第0周、2周和6周给予5mg/kg。

55.ABCDE　解析：具有以下任一情况的患者不得使用环孢素：高血压（血压＞140/90mmHg）；肾脏疾病［血清肌酐＞1.4mg/dL（124μmol/L）］；癫痫病史；血清总胆固醇低［＜120mg/dL（3.11mmol/L）］；血清镁水平低；血清白蛋白低［＜2.3g/dL（23g/L）］；既往对免疫调节剂（如硫唑嘌呤）不耐受或治疗失败；既往生物制剂（如英夫利昔单抗）治疗失败；使用环孢素治疗时无法遵守给药和监测要求的患者。

56.CDE　解析：对于肾病综合征需要遵循糖皮质激素临床应用中起始足量、缓慢减量并最终以最小有效剂量维持治疗的方案。

57.ABCD　解析：呋塞米降低血清钾。

58.ABCDE　解析：英夫利昔单抗用于类风湿关节炎、克罗恩病、瘘管性克罗恩病、强直性脊柱炎、银屑病及成人溃疡性结肠炎的治疗。

59.ABCDE

60.ABCDE

61.用法用量不适宜。

62.糖皮质激素宜将一日剂量于早晨7~8点服用（早餐后），因为人体内糖皮质激素的分泌呈昼夜节律性变化，分泌的峰值在早上7~8点，此时服用可避免药物对激素分泌的反射性抑制作用，对下丘脑-垂体-肾上腺皮质的抑制较轻，可减少不良反应。因此，处方中泼尼松片晚上给药时间不对。另外，糖皮质激素对机体的糖代谢各个环节均有较强的干扰作用，患者合并使用降糖药，需关注血糖的变化情况，及时调整用药。

63.将泼尼松给药时间调整到早上。另外，建议与医师沟通糖皮质激素合并使用降糖药的适宜性，并提示需关注血糖的变化情况，根据实际情况及时调整用药。

64.遴选药物不适宜。

65.患者有肝病基础，泼尼松本身无生物学活性，需在肝脏内转化成泼尼松龙而发挥作用。肝功能异常可能引起泼尼松药动学异常，影响治疗效果。

66.建议与临床医师沟通，告知肝脏基础疾病可能对泼尼松活性代谢的抑制作用，建议将泼尼松更换为甲泼尼龙治疗。另需提醒临床医师根据糖皮质激素的等效剂量调整更换至甲泼尼龙的临床用量。

67.存在药物相互作用。

68.环孢素与HMG-CoA还原酶抑制剂之间存在药物相互作用，容易引起肌肉毒性。

69.避免合用环孢素与他汀类药物，使用其他类降脂药物。

70.重复用药。妥布霉素地塞米松复合制剂中的地塞米松与氟米龙均为糖皮质激素，重复用药。停用其中一种即可。